감기를 알면
질병 없는
세상을 만든다

지은이 김 병섭

목동출판사

목 차

1. 감기를 왜 퇴치하지 못하는가?　　　07

2. 감기는 인류의 적인가?　　　37

3. 감기는 산소결핍에 의해 발병함　　　47

4. 감기는 소아마비, 맹인, 농아를 퇴치해줌　　　67

5. 비염을 왜 퇴치하지 못하는가?　　　79

6. 폐렴을 왜 퇴치하지 못하는가?　　　95

7. 결핵을 왜 퇴치하지 못하는가?　　　111

8. 폐암을 왜 퇴치하지 못하는가? 133

　감기는 폐암을 조기진단해줌

　감기는 폐암의 원인을 찾아줌

　감기는 폐암 퇴치법을 찾아줌

9. 현대의학은 왜 암 정복이 불가능한가? 193

10. 한국의 새로운 치료법으로 221
　　치료 가능한 질병들

머리글

　지금도 병원에는 감기환자들로 붐비고 있고, 감기의료비는 암 의료비보다 많이 지출되고 있다고 알려져 있다.

　전세계에 비염환자가 가장 많지만 현대의학으로 비염의 원인과 비염 예방법을 찾지 못했다고 알려져 있다.

　전세계에서 매년 어린이들이 폐렴으로 100만명 이상 사망하고, 2022년 한국에서 1400명 이상 결핵으로 사망했고, 전세계에서 매년 2000만 명이 암에 걸렸고, 거의 20%가 폐암환자들이다.

감기, 비염, 폐렴, 결핵, 폐암에 걸리지 않으려면 어떻게 건강관리해야하는지 소개한다.

감기퇴치, 비염퇴치, 폐렴퇴치, 결핵퇴치, 폐암퇴치까지 가능한 치료법을 소개한다.

한국의 새로운 치료법은 오랫동안 질병의 고통에서 벗어나기를 원하는 사람들이나, 질병의 새로운 치료법을 찾고 있거나, 질병 없는 세상을 꿈꾸어온 사람들에게 희망이 되어줄 것이다.

지은이 김 병섭

제 1 장

감기를
왜 정복하지
못하는가?

감기를 정복하지 못한 이유는

감기의 원인에

오류가 있기 때문이다.

나는 대학생들에게 질문했다.

"현대의학이 발달되었다고 생각 하십니까"?

대학생은 대답했다.

"네, 과거에 치료하지 못했던 병을 치료할 수 있기 때문입니다. 하지만 현재 많은 질병들이 불치병으로 남아있기 때문에 좀 더 의학이 발달되어야만 한다고 생각합니다."

나는 질문했다.

"현대의학이 어느 정도 발달되어야 한다고 생각하십니까?"

그 대학생은 대답했다.

"암을 퇴치할 정도로 현대의학이 발달되어야 한다고 생각합니다."

옆에서 다른 친구는 웃으면서 대답했다.

"감기를 퇴치할 정도로 현대의학이 발달되어야 한다고 생각합니다!"

■ 동양의학 인체기초이론은 암 정복이 가능한가?

어린이에게 질문해보자.

"우리 몸의 순서를 알고 있나요?"

어린이는 노래를 흥얼거리면서 대답한다.

"머리, 어깨, 무릎, 발이요"

성인조차 인체의 순서를 잘 모르고 있다.

인체는 머리/ 목/ 몸체/ 팔/ 다리/ 5등분으로 되어있다.

동양의학은 인체의 순서에서 머리/ 가슴/ 배/ 팔/ 다리/ 5 등분으로 되어있다고 가르쳐왔다.
백과사전에서 개미의 몸은 머리/ 가슴/ 배/ 앞다리/ 뒷다리로 되어있다고 가르쳐왔다.

동양의학은 인체의 순서에서 목부분을 배제시켜왔다. 인체의 순서에서 목부분이 배제된다면 감기조차 퇴치하기 불가능하고 암도 정복할 수 없다. 목에서 생, 노, 병, 사를 좌우하기 때문이다.

서양의학에서 동양의학이 인체의 순서에 오류가 있는 것에 대해 별로 관심을 보이지 않는다. 인체의 순서를 모르면 감기조차 정복할 수 없고 암도 정복할 수 없다.

인체는 왜 5등분으로 되어있는가?

머리/ 목/ 몸체를 중심으로 활동하며 팔과 다리를 그 세부분을 돕는 구조를 가지고 있다. 머리/ 목/ 몸체/ 팔/ 다리/는 서로 연결되어있으므로 안전하게 활동하고, 사고와 질병으로부터 안전할 수 있다.

만약 인체가 머리/ 목/ 몸체/ 팔/ 다리/ 5등분으로 연결되어있지 않다면 빠르게 움직이고, 빠르게 걷고, 빠르게 달리기 어렵고, 상공에서나 알프스 상봉에서나 깊은 물 밑에서나 파도에 휩쓸렸을 때나, 배를 타고 항해할 때, 바다 속에서 자신의 생명을 구하기 어려울 것이다.

만약 기차에 연결고리 없이 기차가 한 개의 칸으로 길게 연결되어있다면 안전하게 운행하기 어렵고 선로에서 쉽게 벗어나서 사고의 위험성이 높고 빠르게 운행하기 어려울 것이다. 기차는 여러 개의 칸을 서로 연결해주므로 선로를 안전하게 운행할 수 있는 원리와 같다.

개미 역시 머리/ 목/ 몸체/를 중심으로 활동하며 앞다리/뒷다리는 활동을 돕는 보조역할을 한다. 만약 개미의 몸이 머리/ 목/ 몸체/ 앞다리/ 뒷다리/로 연결되어있지 않다면 자신 몸의 무게보다 약 40배 정도 무거운 짐을 싣고 험난한 흙길과 오르막길을 오르락내리락 하면서 힘든 여정을 마칠 수 없을 것이다.

손가락은 왜 5개인가?

교수님은 이렇게 질문했다.
"손가락은 왜 열 개 일까요?"

반원이 대답했다.

"십계명을 기억하라는 뜻입니다."

교수님은 한국 시인의 말을 인용했다.

"엄마 뱃속에서 10달 동안 있었으므로 어머니의 은혜를 기록하라는 뜻이라고 합니다."

심리학교수는 재미있는 질문을 소개했다.

"어떤 아주머니들은 반문했습니다. 그럼, 칠삭둥이, 팔삭둥이는 왜 손가락이 10개인가요?"

재미있는 질문이다!

손가락은 엄지/ 검지/ 중지를 중심으로 움직이며, 약지/ 소지는 활동을 돕는 보조역할을 한다.

엄지/ 검지/ 중지는 물건을 힘 있게 잡을 수 있고

약지와 소지는 물건을 안전하게 잡도록 돕는 보조역할을 한다.

 손가락이 '5'개로 되어있으므로 힘 있고, 안전하게 활동 할 수 있고, 쉽게 병들지 않는다.

 발가락도 엄지/ 검지/ 중지/를 중심으로 활동하고, 약지와 소지는 보조역할을 한다.

 발가락도 '5'개로 되어있으므로 가장 힘 있고 안전하게 활동할 수 있다.

 발가락이 '5'개로 되어있으므로 가장 힘 있고 빠르고 안전하게 달릴 수 있고 쉽게 병들지 않는다.

 동물의 발가락은 엄지/ 검지/ 중지를 중심으로 먹

이를 힘 있게 낚아채고 약지와 소지는 먹이를 안전하게 낚아채도록 보조역할을 한다.

동물의 발가락이 '5'개로 되어있으므로 안전하게 먹이를 낚아챌 수 있고 질병으로부터 안전할 수 있다.

오른쪽 손가락 5개, 왼쪽 손가락 5개가 서로 양손으로 활동한다면 보다 안전하고, 능률적으로 빠르게 일할 수 있다.

손가락이 10개인 이유는 십계명과 부모님의 은혜를 기억하라는 메시지 보다 인체는 매우 과학적으로 설계되어있다는 메시지를 전해주고 있다.

인체는
경선과 위선을 가지고 있다

　인체는 경선을 따라 세로로 에너지를 공급해주면 가로선을 따라 위선으로 에너지를 운반해준다.

　지구는 경선을 따라 세로로 지층이 싸여있고, 위선을 따라 지층이 펴져 있다. 지구는 경선과 위선을 가짐으로써 보다 안전한 구조를 가지고 있다.

　어린이들은 경선을 따라 세로로 키가 성장하고, 가로선을 따라 위선으로 몸체가 성장한다.
　나무는 나이테'를 보면 세로선을 따라 경선으로 성

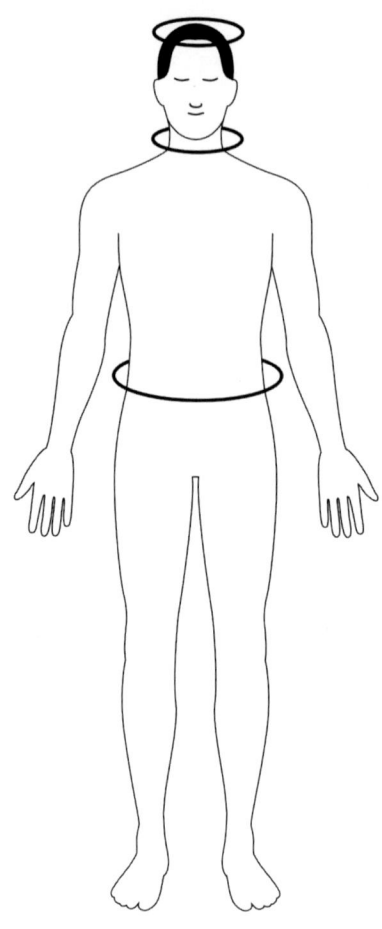

인체는 위선을 가지고 있음

장하고, 동시에 가로로 위선을 따라 성장한다.

머리는 경선을 따라 앞뒤로 움직이고, 머리는 위선을 따라 좌우로 움직이기도 한다.
목은 경선을 따라 앞뒤로 움직이고, 목은 위선을 따라 좌우로 움직인다.
이마 주름은 위선으로 생기고, 눈가의 주름도 위선으로 생기고, 입가주름도 위선을 따라 생긴다.
입술은 경선을 따라 벌려 음식을 먹고, 입술은 위선을 따라 웃음을 웃기도 한다.

서양의학은 복부수술과 다리절개 수술할 때 세로선, 경선을 따라 수술하고 있다. 수술할 때 가로선,

위선을 따라 절개해야 통증이 적고, 근육의 손상을 최소화할 수 있다.

인체는
3개의 위선을 가지고 있음

머리는 3개의 위선을 가지고 있으며, 목에 3개의 위선을 가지고 있으며, 몸체에 3개의 위선을 가지고 있고, 팔과 다리 역시 3개의 위선으로 감싸여 있고, 손목과 발목 역시 3개의 위선으로 감싸여있고, 손가락과 발가락 역시 3개의 위선으로 연결되어있다.
머리는 여러 개의 삼각형으로 구성되어있고, 목 역

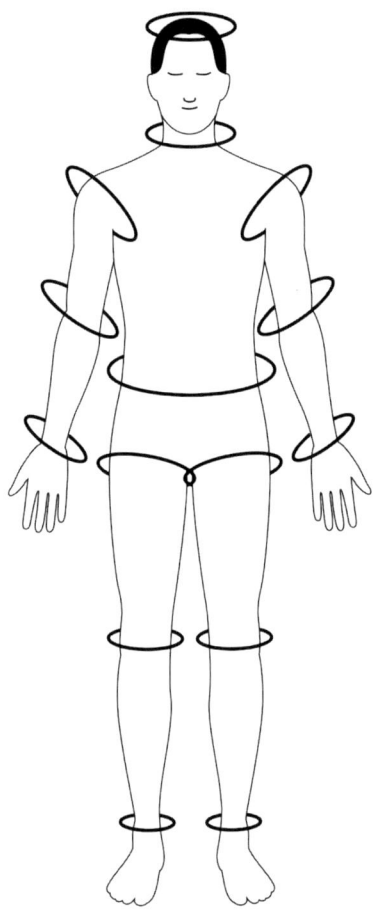

인체는 3개의 위선을 가짐

시 삼각형의 구조를 가지고 있고, 몸체도 삼각형의 구조로 되어있고, 팔과 다리는 세 부분으로 되어있고, 손과 발 역시 여러 개의 삼각형 구조로 되어있다.

남성의 복부는 3개의 위선을 따라 근육이 발달하고, 복부는 3개의 위선을 따라 비만해지고, 3개의 위선을 따라 비만이 회복되기도 한다.

경선과 위선을 따라
암이 발병함

우리는 인체의 선에 대한 설계도를 과학적인 기초

상식을 갖는다면 유전자 설계도 없이 암을 정복할 수 있다.

비염, 중이염, 치주염, 치은염, 위염, 간염, 대장염 역시 경선과 위선을 따라 생기고, 염증이 치료될 때 역시 경선과 위선을 따라 회복된다.

여드름 한 개라도 무질서하게 생기는 일은 없으며, 은발 한 개도 무질서하게 생기는 일은 없으며, 경선과 위선에 따라 매우 과학적인 위치에서 생긴다. 여드름이 치료될 때 역시 경선과 위선을 따라 회복된다.

뇌암, 식도암, 폐암, 간암, 대장암 등 모든 암이 매우 질서 있게 경선과 위선을 따라 발병한다.

암이 발병할 경우 경선과 위선을 따라 발병하고,

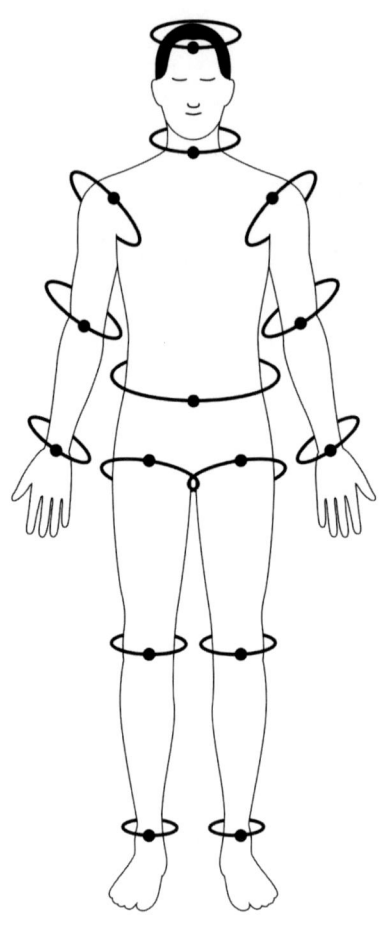

위선은 감기에서 암에 이르는 질병을 치료함

암이 경선과 위선을 따라 회복된다. 암을 치료할 때 경선과 위선을 따라 과학적인 위치에서 침 자리를 찾아서 침을 시술해야 한다.

  탈모 역시 머리카락 한 개도 무질서하게 탈모가 생기는 일은 없으며, 경선과 위선에 따라 매우 과학적인 위치에서 생기고 경선과 위선을 따라 탈모가 회복된다.

  은발 역시 경선과 위선에 따라 매우 과학적인 위치에서 생기고 경선과 위선을 따라 회복된다.

인체는

왜 둥근가?

　인체는 8개의 세로선, 경선을 가짐으로써 8각형의 둥근 구조를 갖는다.

임맥	경선 앞 중심선
독맥	경선 뒤 중심선
옆선	오른쪽 옆구리선
옆선	왼쪽 옆구리선
경선 우측 사이선	오른쪽 옆선 사이 선
경선 좌측 사이선	왼쪽 옆선 사이 선
경선 뒤 우측 사이선	오른쪽 옆선 사이 선
경선 뒤 좌측 사이선	왼쪽 옆선 사이 선

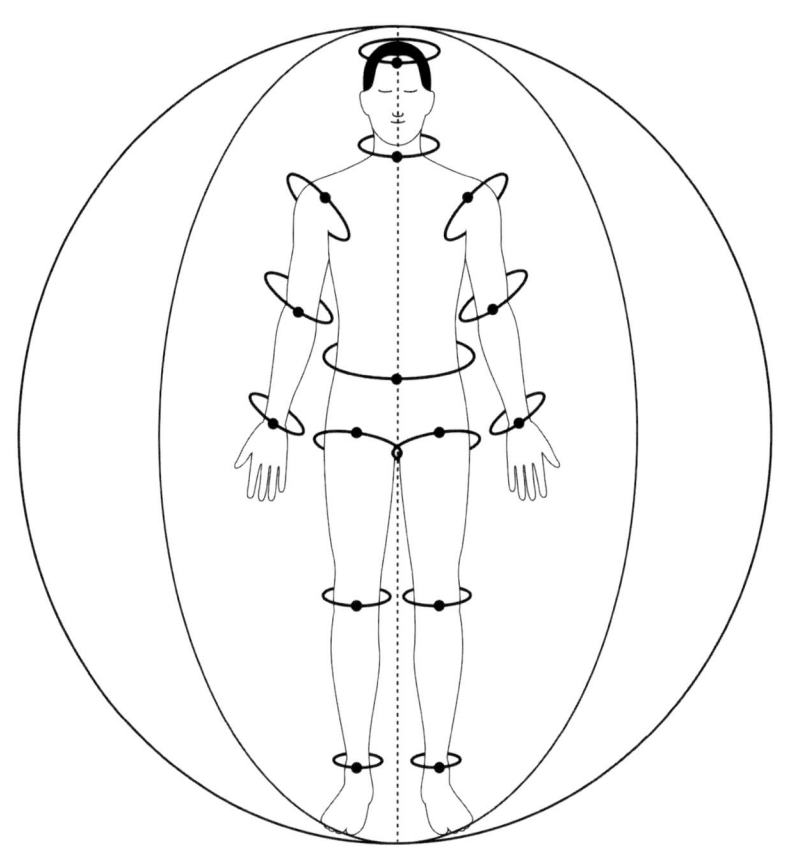

인체는 팔각형의 구조를 가지고 있음

머리/ 목/ 몸체/ 팔/ 다리는 8개의 경선을 가지고 있고, 눈, 코, 입, 귀는 8개의 방향으로 연결되어있다.

유방은 8개의 방향으로 연결되어있다. 유방암을 진단할 때 8개의 방향에서 덩어리가 있는지 없는지 자가진단 하고, 유방은 8개의 방향에서 마사지하여 유방암을 예방할 수 있고, 유방의 확대, 축소까지 가능해진다. 유방을 시계방향으로 메디컬 마사지를 해야 유방암을 효과적으로 예방할 수 있다.

침을 꽂은 상태에서 침을 손가락으로 비비면서 돌려주면 8개의 방향으로 연결된 세포와 기관들이 순환이 빨라지면서 치료효과가 높아진다.

인체가 8개의 방향으로 연결되어있는 것을 알았다

면 도로를 4방으로 연결하지 않았을 것이고 8방으로 도로를 설계했을 것이다.

거미는 8개의 방향으로 거미줄을 만들어 가장 빠르게 먹이에게 접근한다.

현재, 전세계 도로는 4방으로 설계되어있다. 인체의 구조처럼 전세계 도로가 8방으로 설계되었다면 교통이 2배 이상 원활해지고, 시간, 연료, 노동을 2배정도 절감할 수 있을 것이다.

인체의 선 즉 경선과 위선은 암의 조기진단하고, 암의 원인을 찾고, 암을 예방하고 치료하는데 가장 과학적인 인체 설계도가 되어줄 것이다.

동양의학의 '경락' 이론으로 암을 조기진단하기 어렵다.

인체는 경선을 따라 직립할 수 있고 위선을 따라 앉아서 생활할 수 있다. 인체는 경선과 위선을 가짐으로써 보다 튼튼하고 안전한 구조를 가진다.

■ 서양의학 인체설계도는
　암 정복이 가능한가?

나는 집필 중 이웃의 한 부부를 방문했을 때 그 부부는 말다툼 중이었다.
부인이 남편에게 질문했다.
"어디가세요?"
남편은 대답했다.

'병원가요"

부인은 남편을 향해 소리쳤다.

"병원에 가지 말아요."

나는 의아해서 질문했다.

"남편에게 왜 병원에 가지 말라고 하세요?"

부인은 흥분하면서 대답했다.

"남편이 죽은 후 자기 시신을 해부용으로 기증하러 병원에 간다고 합니다."

부인은 날카롭게 남편에게 소리쳤다.

"자기 시신을 함부로 다루면 자식들 앞길이 불행해진다는데 왜 자기 시신을 병원에 기증한다고 그러는 거예요? 병원에 가지 말아요."

서양의학은 인체해부를 통해 완벽한 뇌 설계도를 가지고 있지만 뇌암은 정복되지 않고 있으며, 완벽한 목의 구조를 가지고 있지만 식도암은 정복되지 않고 있으며, 완벽한 오장육부 설계도를 가지고 있지만 위암, 간암, 폐암, 췌장암, 대장암은 정복되지 않고 있다.

서양의학은 당의 수치를 정확하게 측정하지만 당뇨병 퇴치법은 찾지 못했고, 혈압수치를 정확하게 측정하지만 고혈압이 퇴치되지 않았고, 음식마다 영양소와 칼로리를 가장 정확히 측정하지만 비만 퇴치가 이루어지지 않아서 서양인구 절반이 비만으로 시달리고 있다. 통증수치를 정확히 측정하지만 관절염 통증조차 정복하지 못했고, 암의 정복은 이루어지지 않고 있다.

서양의학은 코에 대해 완벽한 설계도를 가지고 있다. 하지만 비염의 원인을 찾지 못했고 비염을 퇴치하지 못했다. 귀에 대해 완벽한 설계도를 가지고 있지만 중이염의 원인이 밝혀지지 않았고, 중이염은 퇴치되지 않았고, 청력상실은 계속되고 있으며, 눈에 대해 완벽한 설계도를 가지고 있지만 시력상실은 퇴치되지 않고 있다.

서양의학 인체의 설계도는 암을 수술로 제거하는 데 적합하다. 하지만 암을 예방하고 암을 정복하는 데 부적합하기 때문이다.

무릎 관절염

원인 찾기

30대 여성은 이렇게 말한다.

"무릎관절에 통증이 있어서 병원에 찾아갔습니다. 그런데 의사가 저의 허락도 없이 무릎절개수술을 했습니다."

나는 그 여성에게 질문했다.

"의사를 찾아가보았습니까?"

"네, 예비군 훈련받으러 갔다고 해서 의사를 만나지 못했습니다."

생체실험을 하더라도 관절염 원인을 찾을 수 없다.

여행자가 지도를 찢는 것처럼 무릎을 절개하는 순간 관절염 원인에 대한 모든 정보가 사라져버리기 때문이다.

인체해부로
복통의 원인 찾기

10세 어린이가 심한 복통이 시작되었다.
그 아버지는 어린이를 병원으로 데리고 갔다.
의사는 이렇게 제의했다.
"복통의 원인을 찾기 위해 복부를 절개해봅시다!"
그 아버지는 깜짝 놀라면서 대꾸했다.

"어린아이 복부를 절개하다니요?"

생체실험을 하더라도 복통의 원인을 찾을 수 없다. 여행자가 지도를 찢는 것처럼 복부를 절개하는 순간 복통의 원인에 대한 정보가 사라져버린다.

여행자가 지도를 찢는 것처럼 인체해부를 하는 순간 암의 조기진단법과 암의 원인에 대한 자료가 사라져버리고 만다.

제 2 장

감기는
인류의 적인가?

감기는 비염, 폐렴, 결핵, 폐암에

걸려 죽는 것을 막도록

창조주께서 인류에게 주신 위대한 선물이다.

한국 사람들 중에 부모님으로부터 감기에 대해 이런 말을 들은 적이 있을 것이다.

"감기가 들면 눈과 귀에도 병이 생긴다."

열감기와 함께 소아마비, 어린이 시력상실, 어린이 청력상실이 함께 발병하고 있다.

"감기는 아는 병이라서 소홀히 하기 쉬우나 무서운 병이다."

"감기에 걸리면 죽을 수도 있다."

감기환자는 이렇게 말한다.

"감기증세가 심해서 병원에 갔더니 기관지염에 걸렸다고 합니다."

"감기증세가 심해서 병원에 갔더니 폐렴에 걸렸다고 합니다."

"감기증세가 심해서 병원에 갔더니 결핵에 걸렸다고 합니다."

"저의 남편이 기침이 심해서 병원에 갔더니 폐암에 걸렸다더군요."

황달에 걸린 환자는 이렇게 말한다.

"황달에 걸렸을 때 감기증세가 심했었습니다."

당뇨병환자들은 경험담을 이렇게 말한다.

"감기가 심해서 병원에 갔더니 당뇨병에 걸렸다고 의사가 말하더군요."

중년 남성은 이렇게 말한다.

"일본에서 공부할 때 위궤양을 앓고 있을 때 감기증세가 함께 심하게 나타났습니다. 참 이상한 일입니다."

"감기에 걸려서 감기만 치료하려고 오랫동안 병원에 다녔습니다. 그런데 손끝에서 마비가 되고 있었습니다."

50대 중반 여성은 이렇게 말한다.

"내 친구는 감기증세가 심하더니 패혈증에 걸려 죽었다고 합니다."

2006년 서양의학 의사들은 말했다.

"간염은 감기증세를 앓고 지나간다."

메스컴에서 한국 피부과의사들은 이렇게 말한다.

"아토피성 피부질환이 심해질 때 감기증세를 동반합니다."

2005년 친분이 있는 여성이 요실금에 걸렸을 때 의사를 만났던 경험을 말해주었다.

"감기가 심하고 요실금이 심해서 의사를 찾아갔습니다."

그 여성은 이렇게 말했다.

"감기 바이러스가 방광으로 들어가서 염증이 생긴 것이라고 서양의학 의사가 말했습니다."

나는 대답했다.

"바이러스가 방광에 염증을 일으켜 요실금에 걸린 것이 아닙니다."

"코가 감기증세를 통해 요실금에 걸렸다는 것을 지속적으로 경고해왔던 것입니다."

코는 요실금에 걸려서 체내에서 산소가 결핍되면 첨단기계보다 빠르게 감지하여 감기증세를 통해 요실금에 걸렸다는 것을 경고해왔던 것이다.

1984년 서울에서 한 여대생이 백혈병으로 사망했다.

백혈병에 걸린 여대생에게 의사는 말했다.

"백혈병은 영양부족과 감기가 오래되어 면역성이 떨어졌을 때 걸립니다."

감기가 오래 되어 백혈병에 걸린 것이 아니라, 코는 감기증세를 통해 지속적으로 백혈병에 걸릴 수 있으며, 백혈병에 걸렸다는 것을 경고해왔던 것이다.

코와 기도는 백혈병에 걸렸다는 것을 첨단기계보다 빠르게 감지하여 자동적으로 경고해주는 역할을 하기 때문이다.

그 여대생이 백혈병에 걸려서 체내에서 산소가 결핍되었다는 것을 코와 기도에서 지속적으로 경고해왔던 것이다.

암환자들로부터 경험담을 쉽게 들을 수 있다.

"감기에 걸려서 병원에 갔더니 진찰한 결과 간암에 걸렸다는 군요."

"위암이 걸렸을 때 감기증세가 매우 심했었습니다."

"제 동생은 위암으로 사망했습니다. 위암에 걸렸을 때 감기증세가 심했었습니다."

"감기증세가 심해서 병원에 갔더니 위암 말기라고 하더군요."

"그렇게 기침을 심하게 하더니 폐암 말기라고 하더군요."

폐암환자 보호자는 나에게 말한다.

"남편이 폐암에 걸렸을 때 감기가 그렇게 심했고,

재채기, 기침했습니다. 감기를 소홀히 여겼는데 지금은 감기가 제일 무섭습니다."

그렇다!

감기는 코와 기도를 통해 암에 걸린 것을 지속적으로 경고해왔던 것이다.

감기에 걸리면 심각한 병에 걸린 것은 아닌지 두려워할 것이다. 예를 들면 통증이 없다면 어느 날 갑자기 뼈가 부서지고 만다. 관절염 초기부터 통증이 나타나므로 조심스럽게 관절을 사용하여 갑자기 관절이 손상되는 것을 막을 수 있다. 통증은 고통스럽지만 한편으로는 다행스러운 것이다. 마찬가지로 감기에 걸려 열나고 기침하고 콧물을 흘릴 때 음식도 먹고, 휴식도 취하고, 몸을 따뜻하게 하여 건강을 회복할 수 있는 시간을 갖게 해주고, 감기에 걸렸을 때 병원에 갔다가 암과 같은 무서운 합병증을 발견하여 병을 치료할 수 있는 기회를 갖게 해준다.

한의학에서 "감기는 만병의 근원이다"고 말한다. 만병을 일으키는 질병이 아니라, 오히려 감기는 만병을 막아주는 유익한 질병이다. 감기는 기침과 재채기 하면서 각종 성인병과 암에 걸린 것을 경고하여 만병으로 죽음을 맞지 않도록 막아주기 때문이다.

서양의학에서 "감기는 인류의 적"이라고 말한다. 감기는 열감기와 함께 소아마비, 어린이 청력상실과 어린이 시력상실로 평생 농아와 맹인으로 살아가는 불행을 퇴치하도록 도움을 주며, 감기는 비염, 폐렴, 결핵, 폐암을 퇴치하는데 도움을 주는 "인류의 절친한 친구"이다.

 감기는 코와 기도를 통해 비염, 폐렴, 결핵, 폐암에 걸린 것을 경고하여 호흡기질환으로 죽음을 맞지 않도록 창조주께서 인류에게 주신 위대한 선물이다.

제 3 장

감기는
산소결핍에 의해
발병함

감기는 무균실에서도 걸리고,

알프스 상봉에서도 걸린다.

알프스 소녀라도 체내에 산소가 결핍되면

감기에 걸리고,

도시소년도 체내에 산소가 충분하면

감기에 걸리지 않는다.

나는 한국의 유명한 의과대학교수에게 말했다.

"감기는 산소결핍에 의해 걸립니다."

그 의사는 격분하면서 대답했다.

"감기의 원인은 바이러스입니다."

나는 그 교수님께 질문했다.

"그렇다면 왜 감기의 퇴치가 되지 않고 있습니까?"

그 교수님은 대답했다.

"감기의 바이러스가 수시로 변하기 때문입니다. 유전자 23개 중 2개만 더 밝혀내어 인간게놈프로젝트가 완성되면 감기의 원인도 확실하게 밝혀질 것입니다."

과연 그런가?

서양의학은 「감기가 코와 기도에 바이러스가 침투하여 염증을 일으키는 병」이라고 주장해왔다. 과연 그런가?

- 코와 기도에 미세먼지와 이물질에 노출되면 자동적으로 재채기, 기침하고, 코물을 흘리면서 코를 세척해준다.

- 영양이 부족하여 체내에 산소가 결핍되면 코와 기도는 재채기, 기침하면서 감기에 걸린다.

- 한기에 노출되어 체온이 저하되면 코와 기도는 재채기, 기침하면서 감기에 걸린다.

- 과로로 인해 체내에 산소가 결핍되면 코와 기도는 재채기, 기침하면서 감기에 걸린다.

- 면역력이 저하되어 체내에서 산소가 결핍되면 코와 기도는 재채기, 기침하면서 감기에 걸린다.

- 감기는 인체가 정상궤도에서 벗어났을 때 나타나는 증세이다.

- 폐렴에 걸려서 체내에서 산소결핍이 생기면 코와 기도는 재채기, 기침하면서 감기증세를 보인다.

- 결핵에 걸려서 체내에서 산소결핍이 발생하면 코와 기도는 재채기 기침하면서 감기증세를 보인다.

- 폐암에 걸려서 체내에서 산소가 결핍되면 코와 기도는 재채기, 기침하면서 감기증세를 보인다.

▣ 전염병에 감염되어 산소결핍이 생기면 코와 기도는 재채기, 기침하면서 감기증세를 보인다.

2008년 한국 KBS '생노병사' 〈감기는 인류의 적〉에서 이렇게 말한다.
"하루에 8번 손을 씻으면 바이러스가 침투하는 것을 막아줍니다."

만약 하루에 손을 8번 씻더라도 영양아 부족하고, 한기에 노출되고, 과로하여 체내에서 산소량이 결핍된 경우 손 씻기로 감기는 예방되지 않을 것이다.

만약 하루에 8번 손을 씻더라도 폐렴, 결핵, 폐암 등 합병증을 가져서 체내에서 산소량이 결핍된 경우 손 씻기로 감기를 예방하는 것은 어려울 것이다.

요즘 유치원, 학교, 관공서, 은행, 교회, 직장, 버스마다 손세정제를 비치해두고 손을 청결히 관리하여 감기예방에 힘쓰고 있다.

만약 손세정제로 손소독 하더라도 감기가 합병증으로 폐렴, 결핵, 폐암에 걸려 체내에서 산소가 결핍된 경우라면 손세정제로 감기는 예방, 치료되지 않을 것이다.

한국의 유명대학교 의사에게 질문했다.

"감기에 걸렸을 때마다 환자들에게서 바이러스를 검출해보았습니까?"

그 의사는 대답했다.

"감기 바이러스를 검출해보지 않았으며, 비용 때문에 감기환자마다 바이러스를 검출하는 것이 불가능합니다."

「감기 바이러스」를 검출하는 것이 어려운 이유는 비과학적으로 건강관리하여「감기는 산소결핍에 의해 걸리는 병」이므로 바이러스가 발견되지 않는 것이다.

혹자는 "감기가 바이러스에 의해 발병한다"는 이론이 과학적으로 검증을 거친 과학적인 이론이라고 격

분할 것이다. 현대의학으로 열감기와 함께 발병하는 소아마비, 맹인, 농아를 퇴치하지 못했다면 감기의 원인에 오류가 있다는 것이다.

  비염퇴치, 폐렴퇴치, 결핵퇴치, 폐암퇴치까가 이루어지지 않았다면 감기의 원인에 오류가 있다는 것을 말한다.

  감기퇴치, 비염퇴치, 폐렴퇴치, 결핵퇴치, 폐암퇴치에 성공하지 못했다면 감기의 원인에 오류가 있는지 재점검해보아야 한다.

  만약 「감기가 바이러스에 의해 발병한다」고 주장한다면 2500년 후에도 감기퇴치, 비염퇴치, 폐렴퇴치, 결핵퇴치, 폐암퇴치가 불가능할 것이다.

밀레니엄 2000년 인간게놈프로젝트는 질병의 새로운 진단방법, 질병의 새로운 원인, 질병의 새로운 치료법을 찾는 것이 목적이라고 발표했다.

인간게놈프로젝트를 통해 폐암퇴치가 가능한 질병의 새로운 진단방법, 질병의 새로운 원인, 질병의 새로운 치료법을 정리하지 못했다.

코와 기도는 감기를 통해 감기퇴치, 비염퇴치, 폐렴퇴치, 결핵퇴치, 폐암퇴치가 가능한 질병의 새로운 진단방법, 질병의 새로운 원인, 질병의 새로운 치료법을 정리해줄 것이다.

■ 감기예방백신과
　감기특효약

동네 언덕길에 플랜카드에 이렇게 적혀있었다.
임신부, 6개월에서 6세 이하 어린이, 65세 이상 노인, 70세 이상 노인들에게 "감기 예방접종" 무료로 실시합니다

현대인은 "감기에 걸리지 않아야 한다"는 고정관념을 버려야 한다. 감기는 성인병과 암을 경고해주므로 감기에 걸리는 것이 유익할 수 있다.

만약 임신부에게 감기예방접종으로 감기증세를 억제시킨다면 임신부 건강상태를 알기 어렵다. 왜냐하면 감기는 임신부의 건강상태를 감지해주기 때문이다.

한국에서 60대 이상 장년들이 감기예방접종을 받은 후 1주일 안으로 사망하는 환자가 매년 1500명이 넘는다고 보도되었다. 기침할 기력조차 없을 경우를 제외하고 감기약으로 감기증세를 억제시키는 것은 비과학적인 예방법이다.

종전에 의사들은 감기에 걸려 기침을 시작하면 감기증세를 억제시키려고 감기약이나 기침약을 처방해왔다. 감기약을 처방하여 감기증세를 없애려는 것은 비과학적인 처방이라고 볼 수 있다. 감기증세를 지켜보면서 폐렴, 결핵, 폐암을 조기에 발견하여 생명을 구할 수 있어야 한다.

　의사들은 이렇게 말한다.
"감기는 수백 종의 감기바이러스가 있으므로 감기바이러스를 치료할 수 있는 치료약이 개발되지 않았다. 바이러스 200가지를 검사해서 원인에 따라서 약물치료를 하는 것은 경제성이 없고, 감기가 충분한 휴식으로 회복되기 때문이다. 감기약은 기침. 콧물, 근육통을 억제해주지만 바이러스를 치료해주지는 못한다. 엄밀히 말하면 시중에서 찾을 수 있는 약은 감기치료약이라고 하기 어렵고 감기증세를 완화시켜줄 뿐이다.

현대의학으로 감기예방약과 감기특효약을 찾지 못한 이유는 감기는 산소결핍에 의해 발병하므로 약으로 예방할 수 없는 질병이기 때문이다.

감기는 약을 복용하면 쉽게 기침이 멈추는 것을 보면서 감기를 약으로 쉽게 예방할 수 있을 것이라는 착각에 빠지는 것은 금물이다. 감기는 감기예방백신 주사 한 대, 알약 몇 개로 예방할 수 없다. 왜냐하면 감기와 함께 폐렴, 결핵, 폐암 등 합병증이 발병한 경우 감기예방백신과 감기특효약으로 예방되지 않기 때문이다.

대학생들을 대상으로 설문조사했다.

"감기의 원인이 무엇이라고 생각하십니까?"

한 대학생은 대답했다.

"바이러스에 의해 걸리는 병이라고 생각합니다."

다른 대학생들이 이렇게 대답했다.

"과로했을 때 감기에 걸리더군요."

또 다른 대학생은 대답했다.

"한기 때문에 감기에 걸리더군요."

다른 남학생은 여학생 앞에서 익살스럽게 대답했다.

"치마를 짧게 입어서요."

다른 대학생은 대답했다.

"면역성이 약화되었을 때 감기에 걸린 것 같습니다."

나는 구체적으로 질문했다.

"면역성 약화되는 원인이 무엇이라고 생각합니까?"

"술, 수면부족, 과로가 면역성을 약화시키는 원인이라고 생각합니다."

옆에 서있던 다른 대학생은 대답했다.

"감기는 바이러스, 영양부족, 한기, 과로 모두 감기의 원인이 된다고 생각합니다."

그렇다!

먼지

장갑공장에 다니는 50대 여성이 감기에 걸렸다.

먼지가 코를 자극하여 감기증세가 나타날 수 있

다. 그 여성은 동시에 과로에 노출되었을 경우도 있고, 영양이 부족하여 감기에 걸릴 수도 있을 것이다.

우리들에게 미세먼지에 의해 감기에 걸리는 것으로 알려져 있다. 물론 먼지가 코를 자극하면 감기증세가 나타나며 콧물을 흘리면서 먼지에 노출된 것을 경고해주며 동시에 코를 세척해주기 위해 자연적으로 코물을 흘리면서 재채기하고, 기침하면서 감기증세가 나타나고 있다.

영양부족

동네 골목에서 두 남성들이 이야기를 나누고 있었다.

"식사를 제대로 안 챙겨먹었더니 감기에 걸리더군요."

골목을 지나다가 멈추어 그 남성에게 질문했다.

"감기는 바이러스 때문에 걸린다는데, 그것을 어떻게 생각하십니까?"

그 남성은 대답했다.

"글쎄요, 저희들이 경험했을 때 식사를 제대로 안 했을 때 감기에 걸리던데요."

영양이 부족하여 체내에서 산소결핍이 발생했을 때 감기에 걸린다. 코는 영양부족을 경고해주기 때문이다.

한기

50대 이웃집 아주머니는 말했다.
"찬물에 머리를 감고 찬방에서 잤더니 감기에 걸렸어요."
그 여성은 이렇게 말한다.
"추운데서 잠을 자도 감기에 걸리더군요."

코는 감기를 통해 체온이 저하되었을 때 경고해준다. 이 때 온기로 감기를 치료해야할 것이다. 한기에 의한 감기를 감기약으로 치료하는 것은 비과학적인 치료법일 것이다.

과로

50대 여성은 이렇게 말한다.

"3일 동안 기침이 자꾸 나서 병원에 가봐야겠어요."

나는 질문했다.

"과로를 했나보군요."

그녀는 놀라면서 대답했다.

"과로해도 감기에 걸립니까?"

이 여성은 과로가 감기의 원인이 되는 것조차 인지하지 못하고 있었다.

과로에 의해 열이 발생하여 체내에서 산소가 결핍

되면 감기에 걸린다.

 감기는 먼지를 피하고, 음식을 잘 챙겨먹고, 한기를 피하고, 며칠 쉬면 치료되는 것을 누구나 경험했을 것이다. 감기 예방도 동일하다. 그런 경험들은 감기가 먼지, 영양부족, 한기, 과로에 의해 감기에 걸린다는 것을 과학적으로 증명해주고 있다.

제 4 장

감기는 소아마비, 맹인, 농아를 퇴치해줌

소아마비를 정상으로 되돌릴 수는 없다.

시력상실을 정상으로 되돌릴 수는 없다.

청력상실을 정상으로 되돌릴 수는 없다.

그러나 예방할 수 있다.

소아마비, 맹인, 농아는 〈유전〉 〈바이러스〉에 의해 발병하는 것으로 알려져 있다.

소아마비 시력상실, 청력상실은 어린이를 비과학적으로 건강관리했기 때문에 발병하는 질병이다.

어린이에게 과학적으로 건강관리하여 미열이 오르지 않도록 해준다면 소아마비, 맹인, 농아를 퇴치할 수 있다.

열감기
응급조치

아기가 미열이 있을 때 고열로 진행하지 않도록 막아준다면 소아마비, 맹인, 농아가 생기지 않는다.

엄마의 손은 체온계보다 빠르고 정확하게 아기의 체온을 감지할 수 있다.

체온기는 엄마의 얼굴이나 손보다 체온측정이 늦고 시간이 오래 걸린다. 체온기는 아기의 몸 어느 한 부분에서 열을 측정하지만 엄마는 아기를 안아보는 동시에 어느 부분이 가장 열이 많은지 아기 몸 전체를 동시에 열측정이 가능하다.

엄마는 아기를 안아보면서 아기가 미열을 감지했을 때 곧바로 고열로 진행하지 않도록 응급조치해주어야만 소아마비, 맹인, 농아가 발병하지 않는다.

엄마의 손은 항상 아기 체온에 민감해야 하고, 항상 자주 아기를 안아보면서 미열이 있는지 고열이 있는지 살펴야 한다.

아기가 열이 발생하면 곧바로 병원에 가서 열을 없애는 것이 가장 빠를 수 있다. 하지만 병원에 가는 동안이나, 병원이 멀어서 병원에 가는 동안에도 엄마는 아기가 고열로 진행하지 않도록 응급조치해야한다. 의사가 없는 오지에서도 반드시 이 응급조치를 알아두어야 한다.

첫 번째, 아기가 미열이나 고열이 있을 때 가장 먼저 찬물이나 얼음물을 마시게 한다. 미열이 있을 때 곧바로 아기를 눕혀놓고 절대 안정을 취해야 한다. 미열이 있을 때 아기를 잘 돌보아준다면 고열로 진행하지 않는다. 그러므로 수시로 아기가 미열이 있는지 점검해보아야만 한다.

두 번째, 아기에게 고열이 있는 경우, 가장 먼저 얼음물을 마시게 한 후, 찬물에 샤워시키고, 찬수건, 얼음물 수건으로 열을 식혀주어야 한다.

세 번째, 아기가 고열이 있을 때 해열제를 반 알 또는 한 알 복용시킨 후 아기를 찬 바닥에 눕혀놓고 찬 수건이나 얼음물 수건으로 열을 식혀주도록 한다.

네 번째, 아기의 몸에서 열이 가장 심한 부분을 찾아서 얼음물에 담근 수건으로 열을 식혀주도록 해야 한다.

여기서 열을 식혀주는 순서를 정해놓았다. 하지만

머리에서 발끝까지 응급조치는 거의 동시에 이루어져야 한다.

엄마가 아기를 안아보았을 때 미열이 느껴지면 곧바로 응급조치를 취해서 고열로 진행하지 않도록 미연에 막아준다면 소아마비, 맹인, 농아가 생기지 않는다. 그 방법은 〈하나님은 존재하는가?〉에서 다룬다.

열감기 응급조치
순서와 방법

첫 번째/ 머리와 이마에 찬수건으로 이마와 눈 주변

에서 열을 식혀주고, 눈으로 열이 접근하지 않도록 막아주어야 한다.

두 번째/ 목과 귀 주변에 찬수건으로 귀밑부분을 눌러주면서 목부분을 감싸주어 열이 귀로 접근하지 않도록 한다.

세 번째/ 몸체와 척추와 겨드랑이에 찬 수건으로 으로 감싸면서 열을 식혀준다.

네 번째/ 팔과 팔꿈치와 손목과 손가락에서 찬수건으로 고열을 빠르게 없애야 한다.

다섯 번째/ 허벅지와 사타구니, 무릎 뒤쪽과 앞쪽, 발목과 발에 찬 수건으로 감싸서 열을 식혀준다.

열을 식혀주는 순서는 정해놓았지만 머리부분와 눈, 귀, 목 부분을 가장 먼저 찬수건으로 열을 식혀주도록 해야만 한다.

주의할 점은 어린이나 성인들이라도 반드시 맨손으로 얼음을 만지지 않도록 주의한다.

유치원생
열감기 치료법

유치원 교사들은 어린이들이 유치원에 도착하자마자 귀에 체온계를 넣어 체온을 측정한 후, 매일 기록으로 남긴다.

어린이가 열이 오르고 두통을 호소하면 보호자에게 연락을 취하고, 귀가조치시키기도 한다.

유치원에서 다음과 같이 응급조치한다면 열이 내려가고 두통이 사라진다.

첫 번째/ 어린이들이 열이 있고, 두통을 호소할 때 바른 자세로 세워놓는다면 약보다 빠르게 열이 내려간다.

두 번째/ 머리와 목을 15도 자세로 내리고, 5분 정도 지나면 열이 내려가고 두통이 사라지기 시작한다. 그 때 어린이 스스로 "머리가 아프지 않다"고 말하기도 한다.

세 번째/ 어린이를 바른 자세로 세워놓고 귀 볼 아래 근육을 당기면서 마사지해주면 열이 내려가고, 두통이 사라진다.

네 번째/ 두통이 사라진 후 사이다를 마시게 한 후, 침대에 눕혀놓고 휴식을 취하고, 잠을 재우도록 한다.

다섯 번째/ 메디컬 마사지해주면 더욱 빠르게 열이 내려가고 두통이 빨리 회복된다.

3세 이하 어린이에게 메디컬 마사지하지 않는다.

응급조치 후, 어린이를 침대에 눕혀놓고 충분히 휴식시간을 갖도록 한다.

응급조치 후, 두통과 열이 사라지지 않는다면 다른

원인에 의한 질병이므로 의사에게 진료를 받아야 한다. 그러나 거의 열이 사라질 것이다.

다행히도 한국에서는 병원이 가깝고 빠른 시간에 응급실에서 빠르게 열을 내리도록 응급조치하기에 용이하다. 하지만 병원에 가는 동안에도 이런 응급조치를 취한 후, 응급실로 출발해야만 한다. 미국에서는 병원과 거리가 멀고 의사에게 빠르게 진료를 받기 어려운 경우라면 더욱 응급조치가 중요하다.

소아마비, 맹인, 농아에 걸리지 않으려면 어린이 건강을 어떻게 돌보아야 하는지 〈하나님은 존재하는가?〉에서 추가로 설명한다.

제 5 장

비염을 왜 퇴치하지 못하는가?

비염의 원인을 찾지 못했기 때문에

비염이 퇴치되지 않고 있다.

서양의학은 발표했다.

"현대의학으로 비염의 원인과 비염예방법이 밝혀지지 않았습니다."

그 발표는 서양의학의 최고의 성과라고 말하고 싶다.

비염의 원인을 밝혀내지 못했다면 비염예방법을 찾아낼 수 없고, 비염예방법을 찾지 못한다면 비염퇴치가 불가능하다는 것을 말한다.

비염의 원인을 찾지 못했다면 폐렴의 원인, 결핵의 원인, 폐암의 원인을 찾기 어렵고, 비염예방법을 찾지 못했다면 감기예방법, 폐렴예방법, 결핵예방법, 폐암예방법을 찾기 어렵다.

비염퇴치법을 찾지 못했다면 폐렴퇴치법, 결핵퇴치법, 폐암퇴치법을 찾기 어렵다. 비염을 퇴치할 정도로 코에 대해 과학적인 기초의학상식을 가졌을 때 비로소 감기퇴치, 폐렴퇴치, 결핵퇴치, 폐암퇴치까지 가능해지기 때문이다.

■ 비염은
  산소결핍에 의해 발병함

50세 여성은 이렇게 말한다.
"저의 남편은 비염에 걸렸습니다."
나는 대답했다.

"남편께서 건강이 좋지 않은 것 같습니다."

그 여성은 대답했다.

"남편이 건강검진 받았는데 의사는 "아무이상 없다"고 말합니다."

나는 대답했다.

"코는 비염을 통해 첨단기계보다 정확하고 빠르게 "남편의 건강이 나쁘다"는 것을 경고해주고 있습니다."

그녀는 질문했다.

"코가 건강상태와 어떤 연관성을 있을까요?"

나는 대답했다.

"비염에 걸렸다는 것은 건강에 이상이 생겼다는 것을 말합니다."

그 여성은 호소했다.

"저의 남편은 허리가 좋지 않습니다."

나는 대답했다.

"남편께서 다른 부분에도 건강이 나쁠 수 있습니다."

그 여성은 말했다.

"남편이 코골이가 심해서 양압기를 착용해야한다고 합니다."

나는 조언했다.

"양압기 없이 코의 호흡이 원활하도록 근본적인 치료를 받아야합니다."

나는 질문했다.

"남편 건강에 다른 문제가 없나요?

그녀는 말했다.

"남편은 대장에 이상이 심하게 느껴져 병원에서 진단받았지만 '아무 이상 없다'는 결과가 나왔습니다."

나는 대답했다.

"코는 첨단기계보다 정확하게 대장이 나쁘다는 것을 감지해줍니다."

그녀는 질문했다.

"남편 건강관리를 어떻게 해야 할까요?"

이 남성의 경우 비염이 발병하여 코의 내부가 염증으로 손상된 상태이고, 코골이, 허리통증, 대장질환까지 합병증을 발병한 경우이다.

이 남성의 경우 코골이, 허리통증, 대장질환까지 완치되어야만 비염을 완치할 수 있다.

일반적으로 비염이 코에서만 발병하는 질병으로 알려져 있고, 비염만 치료하려고 시도해왔다. 그러나 비염은 합병증까지 함께 완치되어야 비로소 비염치료가 가능해진다.

비염치료는 단순하지 않다. 비염은 알약 몇 개로 쉽게 치료되는 단순한 질병이 아니다. 무엇보다 알약 몇 개로 코골이, 허리통증, 대장질환 등 합병증이 치료되지 않기 때문이다.

비염은 합병증으로 인해 코에서 산소결핍이 발생하여 염증이 생긴 상태이다. 이 새로운 이론을 과학적으로 재검증하기 위해 앞에서 설명한 "감기가 산소결핍에 의해 발병한다"는 새로운 이론을 참고하도록 한다. 비염의 원인은 감기의 원인과 공통점을 가지고 있기 때문이다.

서양의학에서 "비염의 원인이 밝혀지지 않았다"고 발표되었다. 하지만 현대인 중에 "미세먼지 때문에 비염에 걸린다"고 나름대로 생각한다. 비염에 걸리면 코가 손상되어 미세먼지에 예민하게 반응하므로 마치 비염이 미세 먼지에 의해 발병하는 것처럼 착각할 수 있다. 하지만 비염이 미세먼지보다 합병증에 의해 체내에 산소결핍으로 발병하기 때문이다.

비염
치료제

11세 여자 어린이가 코에서 피가 섞여 나오면서 비염에 걸려 있었다.

그 어린이 경우 3개월 동안 바론 자세로 생활한 결과 알약 한 알 없이 코피가 콧물로 변하면서 비염이 치료되었다.

척추를 S자로 앉고, 가슴을 펴고, 턱을 숙이고 머리를 편안하게 해주면서 3개월 정도 생활했을 때 코에서 맑은 콧물이 흐르면서 코피는 사라지고 비염이 서서히 치료된다.

청년들도 나쁜 자세에 의해 비염에 걸린 경우라면 바른 자세로 생활한다면 알약 한 알 없이 비염이 서서히 치료된다.

어린이들이 비염이 생활습관으로 쉽게 치료되는 이유는 합병증을 동반하지 않았기 때문이다. 어린이 경우라도 합병증을 동반한 경우는 비염치료가 어려운 경우도 있다.

성인 비염 중에는 수술로 치료해야하는 경우도 있다.

성인들은 비염을 자가치료하기 위해 우선 일을 줄이면서, 가벼운 조깅, 맨손체조, 요가하면서 서서히 회복을 기다려야 한다. 비염이 빠르게 회복될 것이라는 기대를 버리도록 한다.

비염환자들은 한약/ 코 스프레이/ 배농세트/ 코 크림으로 매일 코청소를 해주면서 꾸준히 관리해주었을 때 재채기뿐만 아니라 코 막힘이 호전되었다고 말한다.

일시적으로 약으로 비염이 호전되지만 코골이, 허리질환, 대장질환 등 합병증이 완치되어야만 근본적으로 비염이 치료된다. 신약으로 그런 합병증이 치료되지 않기 때문에 약으로 근본적인 비염치료는 기대하기 어렵다.

　현대인은 약이 가장 과학적인 비염치료법이라는 맹신을 버려야만 한다.
　비염을 약으로 치료할 수 없는 이유는 비염은 산소결핍에 의해 발병하는 질병이기 때문에 침술로 산소공급을 원활히 하고, 유산소운동으로 산소공급을 원활히 해주어야 비염치료가 쉬워진다.

한 여성은 호소한다.

"파프리카를 100개 이상 먹었는데, 비염이 재발했습니다."

한국여성은 호소한다.

"홍삼 100만원어치를 먹어도 콧물이 흐르는 것은 멈추지 않습니다."

음식을 먹은 후, 비염이 잠시 호전되는 것을 경험하면서 그 음식에 대해 열광한다. 합병증을 가진 경우라면 매일 한 상자씩 파프리카를 먹고, 매일 산삼 10뿌리를 먹고, 매일 웅담을 한 조각씩 먹더라도 비염은 재발하고 말 것이다. 비염과 합병증은 만성질환에 속하고, 만성질환 치료는 희귀식물, 희귀동물 등으로 기대하기 어렵다.

침술, 메디컬 마사지, 운동법, 명상법으로 비염과 합병증까지 치료가 가능하게 해준다.

침술은 코에 산소를 충분히 공급해주어 비염을 치료를 가능하게 해주고, 유산소 운동법으로 코에 산소를 충분히 공급해주어 비염을 근본적으로 치료해준다. 침술과 유산소 운동은 비염치료에 약보다 탁월한 효과가 나타난다. 그런 자연치료법은 비염퇴치까지 가능하게 해줄 것이다.

비염환자들 중에는 메디컬 마사지로 자가치료할 수 있을 것이라고 기대하며 관심을 보이기도 한다. 모든 질병은 자가치료가 매우 중요하다. 의사가 자가치료법을 제시해주면 그 자가치료법에 따라 환자 스스로 병을 치료하는 방법이다. 그러나 메디컬 마사지로 비염을 치료하는 일은 의사에게도 쉽지 않다.

비염 퇴치를 위해 우선 인체의 기초의학상식을 갖추어야 하고, 코에 대해 기초의학상식을 갖추어야하고, 의사만큼 비염의 원인을 알아야하고, 비염예방법을 알아야 하고, 비염퇴치법까지 알아야하고, 비염과 합병증의 관계를 알아야 하고, 의사만큼 침술에도 능통해야하고, 메디컬 마사지, 운동법, 명상법에 대해 의사처럼 해박한 상식을 가져야 하고, 코골이, 허리통증, 대장질환, 각종 성인병 등 합병증까지 치료까지 가능해야 비염을 근본적으로 치료할 수 있다.

제 6 장

폐렴을 왜 퇴치하지 못하는가?

폐렴을 퇴치하지 못한 이유는
폐렴의 원인에 오류를 가졌기 때문이다.

폐렴환자는 화들짝 놀라면서 의사에게 질문한다.

"현대의학이 발달되었는데 왜 폐렴조차 퇴치하지 못합니까?"

우리는 현대의학으로 폐렴퇴치가 불가능하여 한해에 100만 명 어린이들이 폐렴으로 사망한다는 의학계 현실을 잘 모르고 있다.

■ 코는 폐렴을
　조기진단해줌

나는 초등생 어머니께 질문했다.
"자녀가 폐렴에 걸렸을 때 어떤 증세가 있었습니까?"

그 어머니는 설명했다.

"처음에 기침이 심했고, 며칠 동안 평상시 기침소리와 다르고 잦은 기침을 쉬지 않고 연속적으로 하면서 '기침 발작' 증세를 보이기 시작했습니다."

나는 그 어머니께 질문했다.

"병원에서 치료를 받아보셨나요?"

그 어머니는 대답했다.

"처음에 병원에 갔을 때 약만 처방받아왔습니다.

두 번째 병원에 갔을 때 역시 약만 처방 받아왔습니다."

그 어머니는 말했다.

"세 번째 병원에 갔을 때 의사는 청진기로 진단했습니다."

그 어머니는 진단결과를 말해주었다.

"폐에 물이 찼고, 폐에서 물소리가 들린다고 말하면서 폐렴이라고 진단받았습니다."

나는 질문했다.

"X-Ray를 찍어보았습니까?"

그 어머니는 대답했다.

"네, 물론입니다."

나는 질문했다.

"의사로부터 어떤 방법으로 치료를 받았습니까?"

그 어머니는 설명했다.

"5일 동안 입원했고, 의사는 네벌라이즈 치료법을 제안했고, 하루에 3회 항생제 주사를 맞았고, 코에 산소마스크를 끼고, 링거 주사를 계속 꽂고 있었습니다."

- 첫 번째, 어린이가 진단받았을 때 기침은 심하지만 아직 폐에 염증이 생기지 않은 상태이므로 폐렴이 발견되지 않았다. 이 때 의사는 기침을 멈추게 하려고 약을 처방했던 것이다.

- 두 번째 진단받았을 때 기침은 심하지만 아직 폐에 염증이 생기지 않은 상태이므로 폐렴이 발견되지 않았다. 이 때 의사는 기침을 멈추게 하려고 약을 처방할 수밖에 없었던 것이다.

- 세 번째 검진 받았을 때 폐에 물이 차고, 폐에서 염증이 생겨버린 상태이므로 청진기와 X-Ray에서 폐렴이 발견된 것이다. 이 때부터 의사는 폐렴을 본격적으로 치료하기 시작했던 것이다.

- 폐에서 염증이 생기기 전부터 코와 기도는 감기증세를 통해 폐렴에 걸릴 위험이 있다는 신호를 보낸다. 청진기와 X-Ray에서 폐렴이 발견되기 전부터 코와 기도는 감기증세를 통해 빠르고 정확하게 폐렴이 생길 위험이 있다는 것을 경고해주고 있다.

이때 의사들은 어린이에게 기침을 멈추게 하려고 약을 처방해서는 안 된다. 감기증세를 관찰하면서 폐렴이 어느 정도 진행되었는지, 왜 폐렴에 걸렸는지 파악할 수 있어야 한다.

- 이 때 의사들을 어린이의 기침상태를 관찰하여 폐렴으로 진행하지 않도록 막아줄 수 있어야 한다.

감기는 폐렴이 생기기 전, 즉 "폐렴 0기"에 폐렴을 감지해준다. 하지만 청진기와 X-Ray는 폐에서 물이 차고, 염증이 생겼을 때만 폐렴 부위를 보여준다는 점을 유념해야만 한다.

여기서 노인성 폐렴은 다루지 않는다.

■ **코는 폐렴의 원인을 찾아줌**

나는 어린이 폐렴환자 어머니께 질문했다.
"어린이가 추운 곳에서 생활했습니까?"

그 어머니는 대답했다.

"네, 학교에서 냉방온도가 너무 추웠다고 말하더군요."

그렇다!

 어린이가 한기에 노출되면 폐렴에 걸릴 수 있다.

 서양의학에서 폐렴이 바이러스와 세균에 의해 걸린다는 이론을 발표해왔다.

 서양과학자들은 폐렴은 세균이나 바이러스, 곰팡이 등의 미생물로 인한 감염으로 발병하는 폐의 염증이다. 이외에 화학물질이나 방사선 치료 등에 의한 비감염성 폐렴이 발생할 수도 있다고 말한다./서울대학교병원 의학정보.

70세 여성은 20년 이상 폐렴으로 시달려왔고, 항상 손에서 소독제를 바르면서 음식에도 유별스럽게 청결에 신경 쓰면서 생활해왔다. 폐렴이 세균에 의해 발병한다고 알려져 있기 때문이다.

폐렴은 세균이 아닌,『폐렴이 산소결핍에 의해 발병한다』는 새로운 이론을 강조 한다.

한국 KBS TV 〈생로병사〉 프로그램에서 말한다.

"지금 많은 종류의 염증들이 있지만 현대의학으로 염증의 원일을 찾지 못하고 있습니다.

현대의학으로 비염, 폐렴, 위염, 간염, 대장염, 결막염, 중이염, 치주염 등 각종 염증들을 정복하지 못하고 있습니다. 모든 문제에는 반드시 해답이 있으며 어딘가에 각종 염증을 정복할 수 있는 해답이 있을 것입니다."

우리는 현대의학으로 비염, 폐렴, 관절염, 중이염, 결막염, 위염, 췌장염 등 그 원인을 밝혀내지 못했다. 하지만 우리는 의학계의 열악한 현실을 잘 모르고 있다.

현재, 폐렴이 바이러스와 세균에 의해 걸린다는 이론은 과학적 검증을 마치지 못한 이론에 불과하다. 왜냐하면 바이러스와 세균에 의해 폐렴에 걸린다는 그 이론을 바탕으로 폐렴퇴치가 불가능하므로 그 이론은 과학적 검증을 마치지 못한 이론에 불과하다. 그 이론이 과학적 검증을 마치려면 폐렴퇴치가 가능해야 한다.

만약 계속해서 『폐렴이 바이러스와 세균에 의해 발병한다』고 주장한다면 매년 어린이들이 100만명 이상 폐렴으로 사망할 것이며, 2500년 후에도 폐렴퇴치가 불가능할 것이다.

■ 코와 기도는

　폐렴 퇴치법을 찾아줌

　현재, 폐렴을 약으로 치료하는 것이 가장 과학적인 치료법으로 알려져 있다.

　서양의학/ 원인균에 따른 치료를 하며, 항생제를 이용하여 치료한다. 그러나 중증의 경우에는 적절한 항생제를 쓰더라도 계속 빨리 진행되어 사망하기도 한다. 일반적으로 지역사회에서 발생한 폐렴의 경우 세균성 폐렴으로 가장하고 경험적인 항생제 치료를 하고 원인 미생물이 밝혀지면 그에 적합한 항생제를 선택하여 치료한다. 독감과 같은 바이러스성 폐렴은 증상 발생 초기에는 항바이러스제에 효과가 있으나 시일이 경과한 경우에는 항바이러스제의 효과가 뚜렷하지 않다./서울대학교병원 의학정보.

　폐렴이 약을 복용하면 기침이 멈추고 폐렴이 쉽게 치료될 것이라고 착각하기 쉽다. 폐렴을 알약 몇 개로 쉽게 치료할 수 있을 것이라는 기대를 버려야 한다.

- 처음에 어린이에게 폐렴이 발견되지 않았고, 약만 처방받아왔다. 의사는 약으로 기침을 멈추게 하려고 약을 처방하면 당연히 어린이가 기침을 멈출 것이라고 기대해왔다. 그러나 폐렴이 심한 경우 약을 복용하더라도 기침은 멈추지 않는 사례를 보았을 것이다.

- 두 번째 진단받았을 때 폐렴이 발견되지 않았고, 약만 처방받아왔다.

  폐렴이 심한 경우, 약을 복용하더라도 폐렴으로 진행해 버린다.

  이 때 의사는 기침을 멈추게 하려고 약을 처방하지 말고, 기침증세를 관찰하면서 '폐렴 0기'에 폐렴을 조기진단하고, 폐렴의 원인을 찾아내고, 폐렴을 어떻게 치료해야 하는지 폐렴 치료법을 찾아낼 수 있어야 한다.

- 의사들은 첫 번째, 두 번째, 어린이가 진료받았을 때 약을 복용하는 동안 폐렴이 진행되기 전에 폐렴으로 진행하지 않도록 막아줄 수 있어야 한다.

- 한국의 새로운 치료법에서는 처음에 어린이가 기침을 시작했을 때 따뜻한 물과 따뜻한 음식을 먹고, 대중탕에서 목욕하고, 사우나 실에서 온기를 충분히 보충해준다면 폐렴으로 진행하지 않을 것이다.

- 한국의 새로운 치료법에서 처음에 어린이가 기침이 시작되었거나, 폐렴으로 진행되어 폐가 손상되었을 때 침술, 메디컬 마사지, 운동법, 명상법, 음식요법으로 치료한다면 어린이들이 폐렴으로 사망하는 것을 막을 수 있다. 어린이에게 침을 시술하지 않는다.

다른 사례에서도 어린이들이 기침이 심해서 진단받았을 때 "아무 이상 없다"는 진단을 받았고, 의사로부터 약을 처방받았고, 7일 이상 약을 복용했지만 기침이 멈추지 않고 기침이 계속되었다고 호소했다.

이 때 의사들은 약을 복용는 것보다 따뜻한 음식과 대중탕에 목욕하면 기침이 쉽게 멈춘다.

물론 폐렴에 걸린 시간이 오래 경과하여 위급할 경우 미량의 약도 필요하고, 약으로 폐렴을 치료하여 어린이들에게 생명을 구한 치료사례가 많다. 하지만 약으로는 폐렴퇴치에 성공하지 못했다는 점을 강조하고 싶다. 폐렴으로 100만 명 이상 어린이들이 사망하는 불행을 막으려면 신약의 환상에서 벗어나야만 한다. 신약에 의존한다면 2500년 후에도 폐렴퇴치는 이루어지지 않을 것이다.

제 7 장

결핵을
왜 퇴치하지
못하는가?

동양의학은 5000년 서양의학은
2500년 동안 결핵퇴치를 하지 못했다.
그 이유는 결핵 조기진단법, 결핵의 원인,
결핵 치료법을 찾지 못했기 때문이다.

한국 사람들은 "요즘 결핵은 병도 아니야! 약이 좋아서 결핵이 쉽게 낫는다"고 말한다. 한해에 1400명 이상 결핵으로 죽음을 맞는 불행을 예사롭게 넘겨서는 안 될 것이다.

■ 코는 결핵을
　조기진단해줌

서울에서 플랜카드에 "7일 이상 기침이 멈추지 않는다면 결핵진단을 받아보십시오"라고 쓰여 있었다.

▣ 결핵을 진단할 때 X-ray에 의존하는 것보다 감기증세를

관찰하는 것이 바람직하다.

- 감기는 결핵을 조기 진단하도록 도움을 주기 때문이다. 코는 결핵이 발병하기 전부터, X-Ray 보다 빠르게 결핵이 발병할 것이라고 경고해준다. 하지만 X-Ray는 결핵에 걸려서 폐가 손상된 후에만 X-Ray에 나타나기 때문이다.

- 결핵환자가 기침이 심하고 X-Ray에 "아무 이상 없다"는 진단결과가 나올 때 의사들은 기침이 멈추게 하려고 약을 처방해서는 안 된다. 이 때 의사들은 기침이 멈추는 약을 처방하지말고, 감기증세를 지켜보면서 결핵의 원인과 결핵 치료법까지 찾아내어 결핵에 걸리기 전에 막아줄 수 있어야만 한다.

▣ X-Ray에서 결핵에 걸린 것이 확인 되었을 때 약을 처방하는 것이 좋다.

■ 코는 결핵의
  원인을 찾아줌

2006년 한국에서 고등학생들이 집단으로 결핵에 걸린 사례가 보도되었다.
그 당시 한국 의사들은 발표했다.
"결핵은 세균에 의해 발병하는 것으로 알려져 있지만 아직 결핵균의 감염경로가 밝혀져 있지 않았습니다."
그것이 정답이다!

서양 세균학자들은 "결핵에 걸린 소에게서 결핵이 감염된다"고 추측하고 있다.

1882년 로베르트 코흐는 소의 결핵균에 의해 감염되어 결핵에 걸리는 것으로 추측하고 있다. 그리고 죽은 조직을 먹는 곰팡이 균에 의해 결핵에 걸리는 것으로 추측하고 있다.

소는 새벽부터 무거운 짐들을 나르면서 과로에 지쳐있었고, 추위에 노출되고, 음식을 충분히 먹지 못했으므로 결핵에 걸린 것이다.

한국고등학생들이 새벽부터 일어나서 등교하고, 아

침을 거르거나 영양가 높은 음식을 충분히 먹지 못했거나, 교복은 얇고, 추워도 코트를 입는 것을 금지하는 학교규칙에 의해 한기에 노출되고, 15시간 동안 학교에서 공부하느라 과로로 시달렸으므로 결핵에 걸린 것이다.

결핵은 좁은 집에서 생활하면 걸리는가?

아기 어머니는 이렇게 호소한다.
"두 살 때 아기의 혈색이 파리해서 병원에 갔더니 결핵으로 진단을 받았습니다."

그 어머니는 말한다.

"그 때 내가 아파서 임신 전부터 독한 약을 많이 복용해서 건강하지 못한 상태에서 임신하게 되었고, 그 아이가 연약하게 태어나서 결핵에 걸린 것 같습니다."

그 어머니는 호소한다.

"그 아이는 결핵으로 야위어서 팔과 다리가 손가락같이 가늘고 뒤틀려있어서 눈뜬 사람마다 그 아이가 죽을 거라고 말했습니다."

나는 질문했다.

"아기를 어떻게 치료하셨습니까?"

그 어머니는 한숨지으며 회상했다.

"한순간도 그 아기를 방바닥에 앉혀본 일이 없었습니다. 항상 안아주고, 업고 다녔습니다."

"하루에도 몇 군데나 이 병원, 저 병원을 다니면서 치료받으러 다녔습니다. 병원에서 환자들이 많아서 긴 줄을 서서 수십 명을 기다렸다가 치료받았습니다. 접수하느라 긴 줄을 서야했고, 주사 맞느라고 긴 줄을 서야했고, 약 타느라 긴 줄을 서서 기다려야 했습니다."

그 아기 어머니는 회상했다.

"12살 되었을 때 얼굴이 파리해서 병원에 갔더니 결핵이 재발했더군요."

나는 그 어머니께 질문했다.

"아들에게 결핵이 재발했을 때 어떻게 치료해주셨습니까?"

그 어머니께서 한숨지으며 회상했다.

"항상 12살 큰 아들을 업고 학교까지 데려다 주었습니다. 병원에서 결핵약을 처방받아 복용시켰고, 병원 갈 때마다 12살 남자아이를 업고서 언덕길을 올라 다니면서 병원에 다녔습니다."

나는 질문했다.

"어떻게 결핵이 치료되었습니까?"

그 어머니는 치료경험을 말해주었다.

"그 아기에게 아침저녁으로 밥이 끓어오를 때마다 밥물을 떠서 먹였고, 끼니마다 집에서 기른 닭이 낳은 달걀노른자에 밥을 비벼서 먹였고, 당시 미국에서 매달 20키로그램 한 포대씩 분유를 원조해주었는데 그 분유를 배급을 받아서 물에 타서 밥솥에 넣어서 과자로 만들어 먹였고, 그 아들에게 온갖 영양가 좋은 음식을 먹여서 힘을 다해 돌보았더니 지금은 다른 아들들보다 건장한 청년으로 성장했습니다."

그 어머니는 한숨지으며 회상했다.

"어릴 때부터 결핵 약을 많이 복용시켜서 그런지 부작용 증세가 보입니다."

의사들은 이렇게 말한다.

좁은 주거공간과 영양실조 때문에 결핵환자는 매년 3,000,000만명 정도가 결핵으로 죽어가고 있다.

(WHY 질병, 펴낸이 나성훈, 2011년, 예림당, 어린이도서, 감수 지제근 서울대학교 의과대학 명예교수)

1954년 당시 아기 어머니가 살던 한국의 시골은 공기가 매우 맑았고, 그 어머니의 집은 넓은 정원과 넓은 텃밭이 있었고, 마당 밑으로 시냇물이 흐르고, 나무들이 즐비했고, '잠자는 방'과 '식당 방'이 따로 구별되어 있었고, 그 어머니께서 달밤이라도 비온 뒤 장독대 밑에 깔려있는 자갈까지 씻을 정도로 청결하게 생활했지만 소년이 결핵에 걸렸다.

그 어머니께서는 임신 중 약물과다복용으로 인해서 아기가 약하게 태어났고 아기가 활동을 시작할 무렵 체력을 감당하지 못했고, 학교생활에서 활동량이 많아서 과로로 결핵이 재발한 것으로 보아야 한다.

만약 그 어머니께서 결핵이 영양부족, 한기, 과로에 의해 걸린다는 것을 알았더라면 결핵치료가 용이했을 것이다.

■ 코는 결핵을
   퇴치해 줌

그녀는 회상했다.

"25세 때 저는 결핵을 앓았습니다."

나는 질문했다.

"자신이 왜 결핵에 걸렸다고 생각하십니까?"

그녀는 대답했다.

"저의 어머니께서 요리에 서툴러 항상 열악한 반찬을 먹느라고 어려움이 많았습니다."

그녀는 이어서 대답했다.

"어릴 때부터 부유했지만 아파트에 자주 보일러가 고장이 나서 방에 난방이 안 들어왔고, 항상 추위에 떨었습니다. 그래서 결핵에 걸린 것 같습니다."

그렇다! 결핵은 한기와 과로에 의해 걸린다.

나는 질문했다.

"결핵을 어떻게 치료했습니까?"

그녀는 치료과정을 대답했다.

"병원에서 약으로 치료받았습니다."

나는 질문했다.

"약으로 치료를 받았을 때 어떤 반응이 나타났습니까?"

그녀는 대답했다.

"한 주먹정도의 약을 복용했는데, 1년 정도 되었을 때 결핵은 나았고, 얼굴이 경직되는 것이 느껴져 약을 중단했습니다."

그녀는 회상했다.

"27세 때 결핵이 재발했습니다!"

나는 질문했다.

"당시 과로를 한 적이 있습니까?"

그녀는 대답했다.

"스위스에 다녀온 후 결핵이 재발하여 기침할 때 피가 많이 나왔습니다. 당시 스위스에서 친구들을 많이 만나면서 시간을 보냈습니다."

그녀는 회상했다.

"그 때 잠시 스위스에 있었는데, 매일 맛있는 요리

를 사먹었고, 힘이 났습니다."

그녀는 회상했다.

"항상 잠만 자면서 지냈는데, 몇 년 전까지 교회에 가는 것이 전부였습니다." 그녀는 가족의 반응을 말해주었다.

"가족들은 나태하고 편하게 살려고 한다면서 나에게 나쁘게 나무랐습니다."

나는 대답했다.

"참, 잘했어요, 휴식이 중요하니까요, 휴식하지 않았더라면 아마 사망했을지도 모르겠어요."

그녀는 회상했다.

"29세 때 다시 결핵이 재발했습니다."

나는 질문했다.

"그 당시 과로한 적이 있습니까?"

그녀는 대답했다.

"세 번째 결핵이 재발했고, 당시 스위스에서 친구들과 함께 스키장에 따라다녔습니다."

나는 질문했다.

"재발했을 때 어떻게 치료했습니까?"

그녀는 대답한다.

"한 주먹 정도 약을 복용 후, 결핵이 나았지만 종아리까지 검은색으로 변색되어 1년 이상 약을 복용하다가 중단했습니다."

나는 질문했다.

"다른 치료는 받아보았습니까?"

그녀는 대답한다.

"약 분량이 많고 부작용 때문에 계속 약을 먹을 수 없어서 녹용이 든 한약을 먹었는데, 결과가 좋았습니다."

그 여성은 호소했다.

"여름에도 발이 시려서 집에서 두꺼운 테니스 양말을 신고 있었습니다."

나는 조언했다.

"대중탕에 가서 목욕하는 건 어떠세요?"

그녀는 대답했다.

"목욕 후 곧바로 감기에 걸렸어요."

나는 조언했다.

"목욕하는 동안 온기가 모자랐기 때문입니다."

그녀는 호소했다.

"항상 기침에 좋은 생강도 매일 챙겨먹었지만 조금만 바람만 불어도 감기에 걸리고, 자주 콧물이 흐르고 재채기를 합니다."

나는 조언했다.

"한기에 의해 결핵에 걸립니다. 옷을 따뜻하게 입고 대중탕에서 목욕하십시오."

그녀는 대답한다.

"항상 추웠습니다."

일주일 후, 그녀는 이렇게 말한다.

"남의 눈치 보지 않고 옷을 두툼하게 입고 다녔더니 감기에 잘 걸리지 않고, 콧물도 흐르지 않고, 재채기도 거의 하지 않았습니다."

- 현재, 결핵에 걸렸을 때 약에만 의존하여 치료하고 있다.

- 우선 아침을 잘 챙겨먹고, 과로하지 말고, 대중탕에서 따끈한 물에 목욕하고, 사우나 실에서 20분 정도 보온 해주어야 한다. 약으로만 치료 한다면 부작용이 생길 수 있다.

- 결핵치료는 미량의 약도 필요하지만 한국의 새로운 치료법, 침술, 메디컬 마사지, 운동법, 명상법, 음식요법으로 치료한다면 결핵약으로 인해 부작용을 줄일 수 있고, 결핵으로 사망하는 불행은 없을 것이다.

한국의 새로운 침술, 메디컬 마사지, 운동법, 명상법, 음식요법이 병행되어야 결핵 퇴치의 꿈을 실현할 수 있다.

결핵을 약으로 치료하여 많은 생명을 구해주었다. 2500년 동안 약에 의존해왔지만 결핵퇴치에 성공하지 못했다. 약에만 의존하여 치료한다면 2500년 후에도 결핵퇴치는 불가능할 것이다.

■ 코와 기도는
　결핵재발을 막아줌

그녀는 호소한다.
"감기에 자주 걸려서 밖에 못나가요."
"며칠 전부터 기침하다가 오늘에서야 멈추었어요."

그녀는 호소했다.

"저는 너무 자주 감기에 걸립니다."

나는 질문했다.

"감기에 걸리면 약을 복용하십니까?"

그녀는 대답했다.

"감기를 멈추게 하려고 병원 가서 처방받은 약을 복용했어요."

나는 조언했다.

기침을 시작할 때 "감기약을 복용한다면 다시 결핵이 재발합니다."

그녀는 새롭다는 듯이 대답했다.

"그래요?"

감기에 걸렸을 때 기침을 멈추게 하려고 약을 복용하지 말고, 좋은 음식을 먹고, 보온하고, 과로를 피해야 결핵이 재발하지 않는다.

 감기약을 복용하여 기침을 멈추게 한다면 어느 날 갑자기 결핵이 재발해버린다. 코와 기도는 감기증세를 통해 결핵에 걸릴 위험이 놓인 상황을 경고해주기 때문이다.

 침술, 메디컬 마사지, 운동법, 명상법, 음식요법을 병행한다면 결핵재발을 막기 용이하다.

제 8 장

폐암을
왜 퇴치하지
못하는가?

동양의학과 서양의학이

폐암퇴치가 불가능한 이유는

폐암 조기진단법, 폐암의 원인,

폐암 치료법을 찾지 못했기 때문이다.

우리는 쓰나미로 2만 명이 사망하는 것을 목격하면서 안타까워한다.

2024년 2월 1일 WHO(세계보건기구)는 2020년 전 세계에서 2000만 명 이상 암에 걸렸고, 암 환자들 중 18.7%가 폐암이고, **2050년** 암은 77% 증가할 것이라고 예상했다. 우리는 어떻게 폐암을 정복할 수 있을까?

■ 코는 폐암을
　조기진단해줌

1993년 충북 보은에서 40대 초반 남성이 기침을

하기 시작했지만 기침을 대수롭지 않게 생각했다. 2년 동안 기침이 계속되자 나중에야 심상치 않다는 생각이 들어서 그 남성은 조카에게 말했다.

"왜 자꾸 기침이 나는 거지?"

조카는 대답했다.

"약국에 가보세요"

삼촌은 말했다.

"약을 먹어도 기침이 안 낫는군!"

조카는 조언했다.

"병원에 가보세요."

그 조카는 한숨 쉬면서 호소한다.

"6개월 후 삼촌이 폐암으로 사망했습니다."

안타까운 일이다!

- 코는 폐에서 폐암에 걸리기 전부터 심하게 재채기, 기침하면서 폐암에 걸릴 위험이 높다는 것을 경고하기 시작한다.

- 의사들은 "폐암이 아무런 조기증세가 없 없는 질병"이라고 말한다. 환자들이 기침이 심할 때 폐암이 의심되어 검진했을 때 C,T에 아무 이상이 발견되지 않기 때문이다.

- 재채기와 기침이 심할 때 의사들은 기침소리를 듣고서 폐암을 조기진단하고, 폐암의 원인을 찾고, 폐암 치료법을 찾아내어 폐암으로 진행하지 않도록 막아줄 수 있어야만 한다.

- 코와 기도는 감기증세를 통해서 0.2미리 암이 생기기

전 '암 0기'에 첨단기계보다 빠르고 정확하게 폐암이 시작될 수 있다는 것을 경고해준다.

▪ 나노 기술로 0.2미리 짜리 암을 찾는 것은 "암 초기진단"에 속하고, '암 0기'에 진단하는 것은 '암 조기진단'에 속한다. 한국에서 2007년 나노 기술을 개발하여 0.2미리짜리 암을 찾아낼 수 있다고 말한다. 나노기술로 암 초기진단이 가능하지만 나노기술로 '암 조기진단'은 불가능하다.

60대 감기환자는 이렇게 호소한다.
"저는 8개월 동안 기침을 계속해왔습니다."
나는 그 환자에게 질문했다.
"진찰을 받아보셨습니까?"

그 환자는 대답했다.

"네! 저는 8년 동안 1년에 한 번씩 매년 정기 검진을 받아왔고, 한 달 전에도 X-Ray를 찍어보았지만 폐에 "아무런 이상이 없다" 고 의사가 말했습니다."

나는 다시 질문했다.

"약을 복용해보셨습니까?"

그 환자는 대답했다.

"네! 기침을 시작한지 8개월 동안 의사의 처방을 받아 하루도 거르지 않고 약을 계속 복용해왔지만 기침이 멈추지 않고 있습니다."

▪ 기침이 심하고 폐암이 의심되어 검진을 받으면 당연히 이상증세가 나타날 것이라고 믿는다.

- 폐암이 의심되어 검사를 받으면 "아무 이상 없다"는 결과가 나온다. 그것은 당연한 결과이다. 폐암에 걸려서 폐가 손상되기 전에는 X-Ray에 "아무 이상 없다"는 결과가 나오기 때문이다.

- 폐암이 의심되어 C,T로 검진을 받아도 "아무 이상 없다"는 결과가 나온다. 왜냐하면 '폐암 0기' 즉 폐암에 걸리기 전에는 C,T에 아무 이상이 발견되지 않기 때문이다.

- X-ray, C.T 등 첨단기계는 폐가 손상된 그 부위를 투시할 수 있다. 하지만 코는 '폐암 0기' 즉 폐암에 걸리기 전부터 자동적으로 첨단기계보다 빠르고 정확하게 폐암을 경고해준다.

▪ 나노기술, 혈액검사, 저선량 C.T, 흉부C.T 등은 암이 생긴 후 손상된 폐암 1기, 2기, 3기, 4기에 폐 부위를 투시할 수 있다. 하지만 코와 기도는 "폐암 0기"부터 폐암에 걸릴 위험이 높다는 것을 경고하여 폐암을 조기진단 하도록 도움을 준다.

'저선량 씨티'로 예전보다 비교적 암을 1기나 2기에 찾아내고 있다. 하지만 첨단기계로 '폐암 0기' 즉 '폐암 조기진단'이 불가능한 것이 현실이다. 그러나 코는 '폐암 0기'에 폐암을 조기진단해낼 수 있다.

▪ 폐암을 조기진단하기 위해 코의 반응에 주의를 기울여야 한다.

병원에서
폐암 진단하기

75세 딸은 회상한다.

"저의 어머니는 폐암으로 돌아가셨습니다."

나는 질문했다.

"병원에 가보셨습니까?"

딸은 대답했다.

"처음에는 약국에서 약을 사서 복용했습니다."

나는 질문했다.

"기침이 멈추었습니까?"

보호자는 미소 지으며 대답했다.

"기침약을 복용했지만 기침이 멈추지 않자, 저의

어머니께서 며느리에게 '너는 어디서 가짜 약만 사오냐?'고 나무랐습니다."

나는 질문했다.

"처음부터 기침하지 않았나요?"

딸은 회상했다.

"처음부터 기침을 하다가 어느 날 잔치 집에 갔을 때 어머니께서 기침을 심하게 해서 병원에 갔습니다. 병원에 도착했을 때 의사들은 9일 동안 검사만, 검사만 반복했습니다."

그 딸은 이렇게 말한다,

"그 때는 이미 때가 늦은 것입니다!"

"검사를 끝낸 후, 의사 선생님께서 폐암으로 사망하실 것이니, 집에서 어머니 좋아하는 음식이나 챙겨드리면서 잘 보살펴드리라고 했습니다."

- 처음에 병원에 도착했을 때 9일 동안 검사만 반복한다면 폐암으로 진행되어 사망하고 만다.

- 병원에 기침환자가 도착하자마자 응급조치를 한 후, 검사를 진행해야 한다.

- 침을 시술한 후, 검사를 진행해도 늦지 않다. 손끝이나 발끝에서 사혈시키는 것도 효과적인 응급조치이다.

- 검진 후, 따뜻한 방에서 따뜻한 음료를 마시고, 따뜻한 국물 있는 음식을 먹이면서 검사를 시작해야 한다. 대중탕에서 따끈한 물에 목욕하고, 사우나실에서 보온하면서 검사를 진행해야한다. 그렇지 않으면 폐암이 급속히 진행하여 사망하는 일이 생길 수 있다.

■ 의사의 눈, 귀, 손은 암을 조기진단할 수 있음

　의사들은 "폐암 생존율은 14%이고 폐암조기진단이 가능하다면 생존율을 높일 수 있지만 폐암조기진단이 불가능하다"고 말한다.

　의사의 눈과 귀와 손으로 『암 조기진단』이 가능하여 폐암으로 사망하는 일은 없을 것이며, 『폐암 정복』을 가능하게 해준다.

　의사의 눈과 귀와 손은 청진, 망진, 문진, 촉진을 통해 폐암을 조기진단할 수 있고, 폐암의 원인을 찾고, 폐암을 치료하여 폐암으로 사망하지 않도록 막아주는 가장 과학적인 도구이다.

코와 기도는 폐암 조기진단법, 폐암의 원인, 폐암퇴치법을 경고해주었다. 하지만 우리는 코와 기도의 외침에 무관심했으므로 폐암의 조기진단법, 폐암의 원인, 폐암퇴치법을 찾을 수 없었다.

청진으로
암 조기진단하기

인체는 병들기 시작하면 코와 기도에서 소리가 나

기 시작하고, 귀, 눈, 뼈, 복부에서도 소리가 나기 시작한다. 이 때 의사들은 청진기로 환자 몸에서 들리는 소리를 듣고 '청진'으로 진단하기도 한다.

'청진'은 폐암 조기진단을 가장 용이하게 해준다.
폐암에 걸리기 시작하면 코와 기도는 자동적으로 첨단기계보다 빠르고 정확하게 재채기하고, 기침하면서 자신이 폐암에 걸릴 위험이 있는 것을 감지하여 경고해준다. 이 때 의사의 귀는 재채기와 기침소리를 듣고 암을 조기진단하고, 암의 원인까지 찾아내고, 암 치료법까지 찾아낼 수 있다. 코와 기도에서 들리는 재채기, 기침 소리를 들으면서 언제부터 폐암이 생기기 시작했는지, 왜 폐암에 걸렸는지, 폐암을 어떻게 치료해야하는지 감지할 수 있다. 의사의 눈과 귀와 손은 '폐암 0기'에 조기진단하고, 폐암의 원인을 찾고, 폐암 치료법을 찾아내어 기침 환자가 폐암으로 진행하지 않도록 막아 줄 수 있으며, 의사의 귀는 청전기보다 과학적이며 폐암을 퇴치할 수 있는 가장 과학적인 도구이다.

망진으로
암 조기진단하기

폐암환자들 중, 기침하지 않았는데, 갑자기 폐암에 걸렸다고 호소한다. 물론 암 조기진단이 어려운 환자들도 있겠지만 무증세는 있을 수 없는 일이다. 왜냐하면 인체는 염증이 생기더라도 반드시 흔적을 남긴다. 하물며 폐암이 진행하는 동안 아무런 증세가 나타나지 않는다는 것은 있을 수 없는 일이다.

　인체는 병들기 시작하면 자동적으로 자신의 몸에 병력을 남긴다. 의사는 환자의 몸이 남긴 병력을 보면서 '망진'으로 진단한다. 암이 발병하기 시작하면 머리카락도 빠지면서, 혈색도 변하고, 피부도 거칠고, 몸의 형태도 변하기도 한다.
　인체는 폐암에 걸릴 것을 지속적으로 경고해왔으나, 폐암환자들과 의사들이 폐암조기증세를 감지하지 못했기 때문에 폐암이 '무증세'로 보일 수 있다.

의사들은 인체가 남긴 병력을 보면서 어느 부위에서 암이 생겼으며, 왜 암에 걸렸는지, 암을 어떻게 치료해야하는지 감지할 수 있다. 망진으로만 폐암 조기진단이 어려울 경우, 청진, 문진, 촉진 등 다른 진단 방법도 병행해야한다.

　암에 걸린 후에는 수술이 필요하므로 나노기술, 혈액검사, 조직검사, 저선량 C,T 등으로 암이 생긴 부위를 확인해 보아야한다.　서양의학의 진단방법은 '암 초기진단'이 가능하다. 그러나 의사의 눈은 암 부위를 투시할 수 없다. 하지만 '암 조기진단'이 가능하다.

문진으로 암을
조기진단하기

 암이 생기기 전부터 몸에서 이상증세가 나타난다. 통증이나, 어지럼증, 어느 부위가 자신만 느낄 수 있는 이상증세가 느껴진다. 환자는 언제부터, 어느 부위에, 어느 정도로, 어떤 증세가 나타났는지 의사보다 정확히 느낄 수 있다. 그러므로 의사는 병을 진단하기 전에 환자에게 '문진'을 통해 진단한다.

 '문진'은 모든 암을 조기진단하기 전에 병행되어야 하는 진단방법이다. 자신의 암을 의사들이 가장 정확히 조기진단해 줄 것이라고 미루지 말고, 자신의 몸이 주는 증세를 관찰하여 자가진단하는 습관을 들이도록 해야 한다. 물론 자가진단하는 방법을 의사가 지도해줄 수 있다.

촉진으로
암 조기진단하기

유방암 경우 의사에게 의존하여 유방암 조기진단하는 일은 어려운 일이다.

유방암 경우, 자신이 수시로 유방을 만져보면서 촉진해야 조기진단이 가능한 경우이다. 의사는 수시로 환자의 유방을 만져보면서 진단하는 것은 매우 어려운 일이기 때문이다.

 물론 의사가 환자에게 유방암을 조기진단할 수 있는 자가진단방법을 지도해주고, 환자들이 스스로 자신의 유방을 만져보면서 자가진단할 수 있어야 한다.

 동양의학에서도 망진, 청진, 촉진, 문진 등으로 진단하는 진단방법을 가지고 있다. 한국의 새로운 진단방법은 동양의학의 진단방법과 비슷하다. 진단결과에 있어서 암을 조기진단할 수 있는지 없는지 큰 차이점을 가지고 있다.

■ 코는 폐암의
  원인을 찾아줌

2001년 KBS뉴스에서 보도되었다.

"폐암의 원인이 아직 정확하게 밝혀지지 않았습니다."

2006년 KBS 뉴스에서 한국 서양의학 의사들은 발표했다.

"소아암의 원인은 아직 어떤 의사도 그 원인을 발견하지 못하고 있습니다."

2001년 서울대학교 소화기계 내과교수는 이렇게 발표했다.

"위암에 대한 확실한 원인은 잘 모릅니다. 아직 그

원인이 밝혀지지 않았습니다."

2006년 서양의학 전문의에 의해 이렇게 보도되었다.

"간암의 원인은 담배와 술에 의해 발병한다고 알고 있지만 담배와 술을 마시지 않는 경우도 간암은 멈추지 않고 있습니다."

2007년 서양의학 의사에 의해 이렇게 보도되었다.

"아직 췌장암의 원인이 밝혀지지 않았습니다."

2005년 서양의학 암전문의에 의해 이렇게 보도되었다.

"유방암의 원인은 아직 정확하게 밝혀지지 않았습니다."

아직 현대의학으로 암의 원인을 찾지 못했다.

코와 기도는 감기, 기침, 재채기 소리를 통해 폐암의 원인을 알게해준다.

폐암은 흡연에
의해 걸리는가?

1990년 친척 아주머니는 폐암에 걸렸을 때 나에게 이렇게 호소했다.

"그렇게 감기를 심하게 앓더니 폐암에 걸렸습니다."

"폐암은 흡연이 원인이라는데 저는 전혀 흡연하지 않았지만 폐암에 걸렸습니다."

친척 아주머니는 호소했다.

"폐암은 간접흡연에 의해 걸린다고 알려져 있지만 남편조차 담배를 피우지 않았는데 폐암에 걸렸습니다."

일부 의사들은 이렇게 말한다.

"암은 유전입니다. 가족력 때문입니다."

나의 친척인 그 폐암환자는 조상 3대까지 폐암으로 사망한 사람은 없었다.

흡연이 폐암을 일으킨다고 알려져 있지만 여성폐암환자들 80%가 비흡연자로 알려져 있다.

만약 폐암이 흡연에 의해 발병한다고 주장한다면 폐암정복은 불가능할 것이다.

음식가스에 의해 폐암이 발병하는가?

50대 주부는 나에게 이렇게 말한다.

"몇 년 동안 심하게 재채기하다가 나중에 기침이 심해서 병원에 가서 진단받아보았습니다."

나는 질문했다.

"진단결과가 어떻게 나왔습니까?"

그 주부는 대답했다.

"폐 색깔이 좋지 않다는 진단을 받았습니다."

나는 조언했다.

"일을 줄여보십시오."

그 여성은 확신에 차서 대답했다.

"저는 얼마든지 일할 수 있습니다. 일과 폐암은 아무런 관계가 없습니다."

그 여성은 단호하게 말했다.

"의사 선생님께서 가스렌지를 사용할 때 나오는 유독가스로 인해 폐암에 걸린다고 말했습니다. 의사의 지시대로 가스렌지를 전기렌지로 바꾸었습니다. 그러니 폐암에 걸리지 않을 것입니다."

과연 그럴까?

최근 한국 메스컴에서 가스렌지 앞에서 전혀 요리해본 일 없는 남성 정치인, 경제인, 연예인들이 폐암에 걸린 사례들을 보았을 것이다. 이런 환자들을 보면서 폐암은 가스렌지 유독가스와 요리할 때 생기는 음식가스로 인해 폐암에 걸리지 않는다는 것을 알 수 있을 것이다.

만약 폐암이 가스렌지 유독가스, 요리가스에 의해 발병한다고 주장한다면 폐암퇴치는 불가능할 것이다.

폐암의 원인이 과학적으로 밝혀지지 않는다면 2500년 후에도 폐암정복은 불가능할 것이다.

암은 유전에 의해 걸리는가?

한 여성은 호소한다.

"어머니처럼 암에 걸릴까봐 두렵습니다!"

어머니가 비과학적으로 건강관리했을 때 폐암에 걸리지만 딸이 과학적으로 건강관리한다면 폐암에 걸리지 않는다.

2001년 〈한의학 신문〉에서 설명했다.

『전립선암의 원인은 유전적 요소, 호르몬 영향, 지방질 육류 섭취, 환경적 요인, 감염균, 직계가족의 병력, 변비와 관계가 있다.』

현재, 전립선 암은 유전으로 알려져 있고, 자궁경부암은 바이러스에 의해 발병하는 것으로 알려져 있다.

아버지가 비과학적으로 생활했을 때 전립선 암에 걸린다. 만약 아들이 과학적으로 생활한다면 전립선 암에 걸리지 않는다.

2000년 한국 MBC「TV 특강」에서 한국국립암센터 박 원장의 강의가 있었다.

'암의 원인은 유전'이라는 내용이었다.

강의를 마친 후 프로그램 진행 앵커는 강의와 반대로 끝인사를 한 후 진행을 마쳤다.

"질병은 타고나는 것이 아닌 것 같습니다. 우리가

질병이 일어나는 조건을 만들어 줄 때 질병이 생기는 것 같습니다."

그렇다!

「질병은 자신이 잘못된 생활습관으로 생활하여 인체의 원리에 위배되는 조건을 제공했을 때 암이 발병한다.」

그렇다!

2001년 한국에서 오누이가 백혈병에 걸린 사례를 보면서 한국 의사들은 매우 의문스러워했다.

"백혈병은 유전이 아닌데 어떻게 오누이가 백혈병에 걸렸는지 모르겠습니다."

오누이가 유전이 아닌, 비과학적인 건강관리법으로 건강관리했으므로 함께 백혈병에 걸린 것이다. 오누이가 과학적으로 건강관리했다면 백혈병에 걸리지 않는다.

암은 바이러스에 의해 발병하는가?

의사들은 자궁경부암이 바이러스와 세균에 의해 발병한다고 발표해왔다.

자궁경부암은 바이러스가 아닌 비과학적으로 건강 관리했을 때 발병한다. 자궁암예방백신으로 예방접종을 실시한다면 수많은 여성들이 건강을 해치는 일이 생길 것이다. 만약 자궁경부암이 바이러스나 세균에 의해 발병한다고 계속 주장한다면 2500년 후에도 자궁암 암 정복은 불가능할 것이다.

폐암은
스트레스인가?

일본의 하루야마시게오는 그의 저서 '뇌내혁명'에서 "암은 스트레스에 의해 발병한다"고 주장한다.

정신적으로 스트레스를 받으면 암에 걸릴 확률이 높아진다. 하지만 정신질환자에게도 암에 걸리지 않는다. 비교적 부유하고 평탄한 삶을 살아온 사람들도 암에 걸리기도 한다.

■ 코와 기도는
  폐암을 퇴치해줌

75세 딸은 회상한다.
"저의 어머니는 폐암으로 돌아가셨습니다."
나는 질문했다.
"병원에 가보셨습니까?"

딸은 대답했다.

"처음에는 약국에서 약을 사서 복용했습니다."

나는 질문했다.

"기침이 멈추었습니까?"

보호자는 미소 지으며 대답했다.

"기침약을 복용했지만 기침이 멈추지 않자, 저의 어머니께서 며느리에게 '너는 어디서 가짜 약만 사오냐?'고 나무랐습니다."

나는 질문했다.

"처음부터 기침하지 않았나요?"

딸은 회상했다.

"처음부터 기침을 하다가 어느 날 잔치 집에 갔을

때 어머니께서 기침을 심하게 해서 병원에 갔습니다. 병원에 도착했을 때 의사들은 9일 동안 검사만, 검사만 반복했습니다."

  그 딸은 이렇게 말한다,

  "그 때는 이미 때가 늦은 것입니다!"

  "검사를 끝낸 후, 의사 선생님께서 폐암으로 사망하실 것이니, 집에서 어머니 좋아하는 음식이나 챙겨드리면서 잘 보살펴드리라고 했습니다."

  안타까운 일이다!

  우리는 약을 복용하면 쉽게 기침이 멈출것이며, 비염도 치료될 것이며, 폐렴도 치료될 것이며, 결핵도 쉽게 치료되고, 약으로 폐암이 치료될 것이라고 기대

감에 차 있다.

- 폐암이 시작되었을 때 배즙, 도라지즙도 마시더라도 기침은 멈추지 않는다.

- 폐암이 시작되었을 때 한약, 건강보조식품, 희귀식물, 희귀동물을 복용하더라도 기침은 멈추지 않는다.

- 폐암이 진행되었을 때 기침약을 복용하면 당연히 기침이 멈출 것이라고 생각한다. 그러나 폐암이 진행되는 경우라면 기침약을 복용하더라도 기침이 멈추지 않는다.

- 폐암이 의심될 때 의사들은 기침을 멈추게 하려고 약을 처방해서는 안된다. 의사들은 감기증세를 지켜보면서

폐암을 조기진단하고, 폐암의 원인을 찾고, 폐암 치료법을 찾아서 곧바로 폐암치료에 돌입해야만 한다.

◼ 의사들은 기침약을 처방하여 기침을 멈추도록 시도한다면 폐암으로 진행되어 폐암으로 사망하고 말 것이다.

◼ 폐암이 진행되었을 때, 기침약을 복용하더라도 결코 폐암으로 진행하는 일은 멈추지 않는다.

◼ 폐암이 의심될 때 곧바로 침술, 메디컬 마사지, 운동법, 명상법으로 치료에 돌입한다면 폐암으로 진행하지 않으며, 폐암으로 사망하는 일은 없다.

폐암의
조기치료

70세 여성이 기침을 시작했다.

"손님과 대화가 불편할 정도로 기침을 했습니다."

나는 질문했다.

"기침한지 얼마나 되었어요?"

그녀는 대답했다.

"기침약을 복용했지만 한 달도 넘게 기침을 심하게 합니다."

(이 여성은 몇 년 동안 기침할 때마다 수시로 기침약을 마시곤 했다.)

나는 질문했다.

"병원에 가 보았어요?"

그 여성은 대답했다.

"병원에서는 감기라고 합니다."

나는 질문했다.

"약은 복용해보았어요?"

그 여성은 말한다.

"감기약 복용하는 것도 지겹습니다."

나는 조언했다.

"기침약을 복용하더라도 기침이 멈추지 않으면 폐암을 의심해보아야 합니다."

그 여성은 대답했다.

"선풍기를 쐬었더니 기침을 하더군요."

이런 환자들에게 응급조치해주어야 한다.

- 선풍기로 머리카락을 말리지 마세요.

- 목수건을 두르고 생활하세요.

- 옷을 따뜻하게 입으세요.

- 잠잘 때 몸을 따뜻하게 해주세요.

- 양말이 조여드는 것은 피하세요.

- 덧신을 신으세요.

- 절대안정을 취하세요.

- 따끈한 물과 국물 있는 음식을 먹고,

- 충분히 보온해주어야 폐암으로 진행하는 것을 막을 수 있다.

개인마다 폐암의 원인이 다르기 때문에 침술, 메디컬 마사지, 운동법, 명상법 등으로 치료하면 보다 효과적으로 폐암을 예방할 수 있다.

폐암
퇴치법

일본의 하루야마 시게오는 그의 저서 〈뇌내혁명〉 이렇게 말한다.

"동양의학에는 '미병'이라는 말이 있다. 이것이 병이 나기 일보직전의 상태를 말하는데 이러한 상태에 있는 사람을 '병에 걸리지 않게 하는 것'이 동양의학

의 목표이며 우리 병원의 목표이기도 하다." (뇌내혁명 16페이지)

그렇다!

우리는 암에 걸린 후, 암을 치료할 수 있는 치료법을 찾고 있는지 모른다.

우리는 『암 조기진단』을 중요하게 여긴다. 『암 조기치료』 역시 중요하다.

폐암에 걸리기 직전, 즉 『미병상태』에서 암을 조기진단하여 『조기치료』에 돌입해야 한다.

"기침을 시작했을 때" "기침약을 복용해도 기침이 멈추지 않을 때" 또는 "폐의 색깔이 좋지 않다"는 진단을 받았을 때 『미병상태』상태이므로 이 때 『암 조기치료』에 돌입해야 폐암으로 퇴치가 가능하다.

- 『미병상태』 상태에서 도라지즙, 배즙을 복용하더라도 폐암으로 진행되고 만다.

- 『미병상태』 상태에서 한약, 건강보조식품, 희귀식물, 희귀동물을 복용하더라도 폐암으로 진행되고 만다.

- 『미병상태』 상태에서 기침약을 복용하더라도 폐암으로 진행하고 만다.

- 『미병상태』 상태에서 침술, 메디컬 마사지, 운동법, 명상법으로 치료받는다면 폐암으로 진행하거나 폐암으로

사망하는 일은 없다.

- 『미병상태』상태에서 침술, 메디컬 마사지, 운동법, 명상법으로 『폐암조기치료』받는다면 폐암예방, 폐암퇴치, 폐암 정복까지 가능하다.

내가 정리한 한국의 새로운 치료법은 일본의 하루야마 시게오의 침술, 메디컬 마사지, 운동법, 명상법과 비슷하다. 하지만 치료결과에 있어서 폐암을 정복할 수 있는지 없는지 큰 차이점을 가지고 있다.

■ 한국의
새로운 침술

의대생이 이렇게 말한다.

"미래는 침술에서 노벨상이 나올 것이라고 말하더군요."

그렇다!

침술은 암퇴치에 약보다 탁월한 치료법이 될 것이다.

한의학 침술, 일본침술, 중국침술은 폐암정복에 성공하지 못했다. 하지만 한국의 새로운 침술은 폐암정복이 가능하다.

한국의 새로운 침술은 침 자리를 모르더라도 간단한 상식만 가진다면 의료사고 없이 문맹인도 자가침술로 자신의 병을 스스로 자가치료하여 의사가 없는 오지에서도 평생 자신의 병을 스스로 치료하여 평생 암에 걸리지 않고 건강하게 살아갈 수 있다.

손가락

사혈의 효과:

손가락에서 죽은피를 제거하는 것을 말한다.

손가락 끝에 염증이 있을 때 사혈로 치료하면 알약 한 알 없이 염증이 치료된다.

사혈은 폐암 치료에 필요한 치료법이다.

개인에 따라 사혈로 폐 건강에 효과를 거둘 수 있다.

1. 손가락 통증,

2. 손가락 염증

3, 손가락 습진

4. 손톱무좀

5. 손톱이 찢어졌을 때

6. 손발이 시릴 때

9. 수전증

10. 손바닥 표피가 벗겨지는 증세

11. 손과 발 등 사고 후 회복을 빠르게 함.

12. 통풍치료

13. 기침이 심할 때

14. 폐렴, 결핵, 폐암 등을 치료할 때

15. 팔, 다리의 통증 뇌질환 예방과 치료

16. 시력이나 청력을 증진.

17. 고혈압수치가 높아질 때

18. 체했을 때

19, 만성위염

20. 내과질환의 예방과 치료

21. 주름과 탈모와 은발을 예방하고 치료할 때

22. 무더위를 식혀줌

23. 피부질환

24. 비만 치료할 때

24. 시력보호

25. 화상 치료할 때

26. 호흡기질환을 치료할 때

27, 비만치료하기

28, 관절염 치료하기

29. 호흡기질환 치료하기

30. 피곤할 때 손가락, 발가락 사혈시키도록 한다.

손가락

사혈법;

1. 엄지손가락은 실로 묶지 않고 사혈시킨다.

2. 나머지 네 개의 손가락은 각각 한 마디만 실로 묶어서 손끝에서 나쁜 피를 제거해준다.

3. 손가락 안쪽 끝부분이나 손톱 주변에서 피를 제거한다.

4. 손가락 표피 색이 검은 부분에서 사혈시킨다.

5. 피가 갑자기 솟구칠 때는 피를 충분히 제거해준다.

6. 손 건강에 따라 횟수를 결정한다.

7, 나쁜 피가 없을 때 손가락에서 사혈시켜도 피가

나오지 않는다.

8. 바늘로 사혈시키면 효과가 더 좋다. 사혈기로 사혈할 경우, 침의 끝부분이 바늘처럼 끝이 둥글게 만들어야 효과가 높고, 표피 손상을 줄일 수 있다.

고혈압 환자의
의료사고 막기

친분이 있는 한의사는 할머니께서 고혈압으로 병원에 찾아왔는데 혈압을 재는 동안 사망했다고 호소했다.

그런 의료사고를 막으려면, 엄지손가락은 실로 묶지 않은 상태에서 사혈시키고, 나머지 손가락은 한마디를 실로 묶은 후 사혈시킨 후 혈압을 재면 고혈압환자가 혈압을 측정하는 동안 사망하는 일은 없다.

고혈압환자는 혈압이 오를 때마다 사혈시킨다면 일시적으로 혈압을 낮추는데 도움을 줄 것이다.

아버지가 아들의 암을
고쳐줄 수 있다

나와 가족이 병에 걸렸을 때 의사가 없으면 발만

동동 구를 뿐 가족이 병으로 죽어가는 것을 지켜보고 있을 뿐이다.

한국에서 아내와 아들이 함께 암에 걸려서 암으로 죽어가는 모습을 남편이 지켜보고 있을 뿐이었다.

남편은 아내와 아들이 암으로 고통스럽게 죽어가고 있었지만 아무런 도움도 줄 수 없었다.
동양의학과 서양의학은 의사들만 치료에 참여할 수 있기 때문이다.
한국의 새로운 치료법에서는 자가치료법을 습득한다면 아버지는 아내와 아들에게 침을 시술해주고, 메디컬 마시지해주고, 함께 운동하고, 함께 명상법하면서, 함께 좋은 음식을 먹으면서 암을 치료할 수 있다.

아들은 아버지의 병을
고쳐줄 수 있다

서울에서 아버지가 아들의 장기이식수술 받아야 하는 상황에 처했다.

한국의 새로운 자가치료법을 습득한다면 아들의 장기를 아버지에게 장기이식수술하지 않아도 아들이 아버지에게 침을 시술해주고, 메디컬 마사지해주고, 함께 운동하고, 명상하고, 맛있는 음식을 먹으면서 아버지에게 장기이식수술 없이 건강을 되찾아줄 수 있다.

■ 메디컬
　마사지

　메디컬 마사지는 누구나 마사지하여 병을 예방하거나 치료할 수 있는 용이한 치료법이다. 전문지식이 없이 마사지 한다면 의료사고가 생기고, 병이 악화될 수 있고, 사망에 이를 수도 있다.

■ 운동법

미국청년은 나에게 호소했다.
"매일 열심히 운동하는데 점점 팔에 힘이 없어져요"
나는 조언했다.
"운동을 멈추십시오."
운동법은 암을 막을 수 있는 유용한 치료법이다.

우리는 긴 동안 운동하면 암 예방을 할 수 있을 것이라고 확신을 가지고 있다. 컴퓨터 마다 용량이 다르다. 개인마다 운동량이 달라져야 한다. 개인마다 다르지만 긴 시간동안 운동한다면 암이 발병할 확률이 높아질 수도 있다.

1999년 일본의 의사 하루야마 시게오는 그의 저서 〈뇌내혁명〉에서 10000보 걷기를 권장했다.

한국 사람들은 10000보 걷기 하면 암이 예방될 것이라고 확신하면서 하루도 빠짐없이 10000보를 걷기 운동하면서 암을 예방할 수 있다고 확신을 가지고 있다. 모든 사람들이 10000보 걷기를 한다면 오히려 병세가 악화되는 경우도 있다.

현대의학에서 암의 원인을 찾지 못했으므로 암 예방, 암 퇴치를 위한 운동법을 찾지 못하고 있다. 현재로서 맨손체조, 조깅, 요가, 스트레칭이 암 예방에 효과적이다.

바쁜 직장인을 위한

운동법

친분 있는 남성은 이렇게 말한다.

"건강을 위해 의사를 찾아갔습니다."

의사는 조언했다.

"매일 운동하십시오."

남성은 이렇게 말한다.

"운동복으로 갈아입고, 운동한 후, 샤워하려면 따로 시간을 내기가 어려워서 운동하기를 접었습니다."

▣ 자갈보다 흙 위에서 빨리 걷기나 조깅을 하는 것이 암예방에 가장 좋다.

◾ 바쁜 직장인들은 집에 들어가기 전에 동네주변에서 걷기를 잠시하는 것이 좋다. 동네 언덕을 걷는다면 등산하는 것과 같은 효과를 거둘 수 있다.

◾ 앉아서 일하는 사무원들은 직립하는 시간을 갖도록 한다. 대중교통을 이용하면서 직립하는 시간을 갖도록 한다. 전철 손잡이를 잡고서 팔을 스트레칭 한다.

◾ 운전자들은 신호등을 기다리면서 목과 허리를 스트레칭 한다.

◾ 텔레비전이나 컴퓨터 앞에서 스트레칭하고, 요가, 맨손체조 한다.

◾ 의자에서만 생활하는 것보다 온돌에서 쪼그리고 앉아

있는 시간을 가져야 한다. 긴 시간 항상 쪼그리고 앉아있는 것은 금한다.

◾ 청소년들은 걷지 못하는 시간이 생각보다 빨리 온다는 것을 알아야 한다. 팔자걸음을 피하도록 한다. 축구, 농구 등은 암 예방에 효과적인 운동법에 속하지 않는다.

■ 명상법

여기서 명상법을 소개하지 않는다.

제 9 장

현대의학은 왜 암 정복이 불가능한가?

암 정복이 왜 불가능한가?
암 예방이 불가능하기 때문이다.

■ 암 예방법을
　찾아라

　우리는 암에 걸린 후, 치료할 수 있는 특별한 암치료법을 찾고 있을 것이다.
　예방보다 좋은 치료법은 없다. 예방은 최선의 치료법이다. 예방하지 못한다면 그 치료법은 이미 의학적 가치를 상실한 치료법에 불과하다.

　한국에서는 기침할 때 배즙, 도라지즙을 마시면 효과가 좋다고 알려져 있다. 배즙, 도라지즙으로 폐암을 예방하지 못한다면 그 음식은 이미 의학적 가치를 상실한 치료법에 불과하다.

건강보조식품, 영양제, 희귀식물과 희귀동물을 복용하면 암을 예방할 수 있다고 생각하기도 한다. 하지만 폐암예방이 불가능하다면 그런 음식은 이미 의학적 가치를 상실한 치료법에 불과하다.

한약으로 폐암예방이 불가능하면 그 한약은 이미 의학적 가치를 상실한 치료법에 불과할 뿐이다.

현재, 항암치료법, 방사선치료법, 표적치료법 등으로 암을 치료하는 것이 가장 과학적이라고 알려져 있다. 물론 암으로 죽음을 앞에 둔 사람들에게는 그 치료법에 기대를 걸어보겠지만 항암치료법, 방사선치료법, 표적치료법 등으로 암예방이 불가능하다. 그런

치료법은 몇 년 동안 생명연장은 가능하겠지만 암예방이 불가능하다.

암 예방은 단순하지 않다. 우선 인체기초의학이론, 비염을 퇴치할 정도로 코에 대해 과학적인 기초의학 상식을 갖추어야하고, 암의 조기진단법, 암의 원인, 암 치료법이 정리되어있어야 한다. 암 치료법은 인체의 손상을 주지 않는 자연치료법을 정리할 수 있어야 한다. 또한 침술, 메디컬 마사지, 운동법, 명상법을 정리할 수 있어야만 한다. 이 때 비로소 암 정복이 가능해진다.

음식으로 암을 예방할 수 있는가?

카톡에 이런 글이 올라와 있었다.

[뜨거운 파인애플 물]
퍼 나르세요!!

배이징 육군 종합병원은 천희렌 교수는 만약 이소식을 받는 모든 사람들이 다른 사람들에게 10부를 전달한다면, 최소한 한 병의 목숨을 구할 것이라고 강조했습니다.

뜨거운 파인애풀 물은 암세포를 죽일 수 있습니다.

얇게 자를 파인애풀 2-3조각을 컵에 넣고 뜨거운 물을 부으면 "약날카리성 물"이 되며, 매일 마시면 아무에게나 좋습니다. 뜨거운 파인애풀과일은 낭종이나 종양을 죽이는 효과가 있습니다. 모든 종류의 암을 고칠 수 있다는 것이 증명되었습니다.

  뜨거운 파인애풀 물은 알레르기의 결과물인 신체의 모든 세균과 독소를 죽일 수 있습니다.

  암은 파인애플로 예방되는 단순한 병이 아니다.

  우리는 좋은 음식을 먹고, 건강보조식품이나 먹으면 쉽게 암을 예방할 수 있다고 단순히 생각한다.

  암은 음식으로 예방되는 단순한 질병이 아니다. 매일 산삼을 10뿌리씩 먹더라도 암 예방은 불가능하다.

한국인들에게 영양과 칼로리를 측정하여 음식을 과학적으로 섭취해야 암예방이 가능하다고 알려져 있다. 갑부들은 주치의들로부터 영양과 칼로리를 측정하여 음식을 섭취하지만 암에 걸려서 목숨을 잃는 것을 보았을 것이다.

암은 물을 충분히 마시고, 좋은 음식이나 먹고, 음식을 싱겁게 먹고, 생식하고, 설탕을 먹지 않으면 예방되는 단순한 질병이 아니다. 암예방은 결코 단순하지 않다. 음식정보를 들어보면 음식과 약초가 마치 만병통치약인 것처럼 소개하고 있다. 일본 암협회와 미국 암협회에서 암 예방법을 위한 십계명에서 좋은 음식들을 소개했다. 하지만 암예방은 성공하지 못하고 있다.

"항암 음식" "암세포를 죽이는 음식" "암이 싫어하는 음식" 등 수많은 음식정보들이 넘쳐나고 있다. 어떤 희귀음식, 희귀약초를 먹어도 암예방을 기대하지 말아야 한다. 2000만 명의 암환자들 중 겨우 몇 명에게 암을 예방한다면 과학적인 치료법으로 인정받기 어려울 것이다.

우리는 암을 오해하고 있다.

"암은 규칙적으로 생활하면 암에 걸리지 않아요."

현대인은 암에 대해 잘못된 상식들을 가졌기 때문에 암에서 벗어나기 어려운 것이다.

어느 아내는 이렇게 말한다.

"남편은 시계처럼 30년 동안 아침마다 정확한 시간에 출근하고 퇴근하였지만 폐암에 걸렸습니다."

매일 아침 같은 시간에 식사하고, 직장에 출퇴근하면서 규칙적으로 생활하는 학생들과 군인들과 직장인들이 규칙적으로 생활하지만 암에 걸리고 있다.

만약 음식에 의존하여 암예방, 암퇴치, 암정복을 기대한다면 2500년 후에도 암 정복은 불가능할 것이다.

소금과 설탕은
신진대사를 원활하게 함

 암에 가장 좋은 것은 산소와 물이다. 두 번째는 소금과 설탕이다.
 소금과 당분은 건강에 가장 좋은 음식이다. 소금은 힘을 주고, 설탕 성분은 신진대사를 원활하게 해준다.

 미국사람들은 기침할 때 사탕을 녹여먹는다. 일시적이지만 사탕은 약보다 빠르게 기침이 멈추게 해주기 때문이다.
 소금과 설탕을 물과 섞어서 손에 비벼보면 윤기가

나고 매끄럽다. 소금과 당분이 체내에서 혼합되면 빠른 속도로 신진대사가 원활해지기 때문이다.

 한국주부들은 불고기 양념할 때 간장과 설탕으로 미리 재워놓는다. 맛도 좋고, 고기가 부드럽고, 소화 흡수가 잘되기 때문이다. 요즘 주부들이 설탕이 인체에 해롭다고 알려져 있으므로 음식에 설탕을 넣는 것을 꺼려하는 경향이 있다. 요리할 때 적당한 설탕은 신진대사를 원활하게 해주므로 소금과 설탕이 적절히 배합된 음식이나 불고기를 먹으면 건강에 좋고, 암 예방에도 효과가 좋다.

 암 예방에 '생식'이 좋다고 알려져 있지만 소금과

설탕성분이 없는 생식보다 소금과 설탕성분을 잘 배합하여 요리한 음식이 소화흡수가 잘되고 암 예방에 효과가 좋다.

프랑스말로 디저트란 "식사를 끝마치다" 또는 "식탁 위를 치우다"라는 뜻이며 "후식은 음식 맛의 여운을 즐기기 위한 음식"이라는 개념을 가지고 있다.
MBC에서 2007년 방영된 에니매이션 대장금에서도 "후식은 맛의 여운을 주는 것"이라고 소개했다.

인체는 소금과 설탕성분을 가지고 있으므로 본능적으로 힘을 얻기 위해 소금성분이 풍부한 식사를 찾는다. 식사 후, 신진대사가 필요하므로 인체는 본능적으로 당분이 들어있는 후식을 찾는다. 그것이 후식의 올바른 개념이다.

어린이들이 아이스크림을 좋아하는 것은 당연한 일이다. 성장기에 신진대사가 가장 필요한 시기에 소금성분과 설탕성분을 몸에서 요구하기 때문이다. 아이스크림을 먹은 후에는 반드시 따뜻한 음료수나 따뜻한 음식으로 체온을 유지해주도록 한다.

어린이 사탕을 만들 때 손잡이가 길고 안전하게 만들도록 한다. 사탕 알을 작은 크기로 만들어야 한다. 목으로 잘못 삼켰을 경우 목 내부에 상처가 생기기 때문이다.

의사들 사이에서 사이다를 마시면 위 건강에 좋은 지 아닌지 의견이 분분하다. 청소년들은 사이다를 마신다면 목의 피로를 풀어주고, 위 건강에도 도움을 준다. 무색소 청량음료를 마시는 것이 목의 피로를 풀어주는데 좋다.

한국 군인들이 고된 훈련을 하는 시기에 된장국을 원하고, 쵸코파이를 가장 즐겨한다. 신진대사가 가장 필요한 시기에 몸에서 소금성분과 설탕성분을 원하기 때문이다.

소금과 설탕은
소독제 역할을 함

　소금과 설탕은 체내에 들어가면 노폐물을 씻어주는 좋은 세척제 역할을 한다.

　소금과 설탕은 나쁜 것으로 알려져 있다. "짜게 먹으면 안된다" "설탕성분은 인체에 해롭다"고 알려져 있다.

　소금은 소독제 역할을 한다. 소금은 염증을 없애주므로 땀을 흘리는 여름에 소금물을 마시기도 하며, 한국인들은 본능적으로 소금에 절인음식을 많이 먹는 시기이다. 음식을 지나치게 싱겁게 먹는다든지, 특히 여름에 생식하는 것은 암 예방에 효과를 갖기 어렵다.

침을 소독할 때 소금과 설탕물에 침을 담갔다가 사용하면 소독효과가 좋고 인체에 안전하다.

야채와 과일을 세척할 때 식초보다 물 1리터에 소금과 설탕을 1티스푼씩 넣어서 딸기를 씻으면 농약이나 다른 이물질을 세척하는데 효과적이며 맛도 좋고 인체에도 무해하다.

오이를 세척할 때 소금과 설탕을 비비면서 닦아내

면 잔류농약 세척에 효과가 높다.

홍수 후, 소독이 필요한 경우 소금과 설탕을 물에 타서 닦은 후 소독약을 바르는 것이 효과적이다.

동양의학에서도 암을 정복하지 못했고, 서양의학에서도 암을 정복하지 못했다. 암을 정복한 한 의사는 없다. 그러나 한국의 새로운 치료법은 인류에게 암 정복이 가능하게 해 줄 것이다.

인류가 가장 정복하고 싶은 난치병, 암의 역사

TVN joy 165ghl 〈벌거벗은 세계사〉

16조원을 투자해도 암 치료 어려운 이유는 무엇인가?

서양은 마취제 발견으로 암제거수술 성공률을 높였지만, 종양제거수술을 받은 환자들이 몇 년 후 재발했다.

1894년 암 재발에 주목했던 외과의 현대의학의 아버지 윌리엄 할스테드는 전설적인 천재적인 의사로 종양주변에 모든 조직을 떼어내는 근치적 유방절제술, 작은 암세포를 제거하기 위해 뿌리까지 절제하는 수술로서 어깨뼈와 갈비뼈까지 절제하여 팔과 어깨를 사용하지 못하는 장애를 가진 환자가 생겨났고, 76명중 3년 이상을 생존한 사람은 40명에 불과했고, 과도한 수술로 인한 합병증까지 발생했다. 하지만 대부분 환자들은 이 수술이 암의 전이를 막는 가장 확실한 방법이라고 믿었다. 이런 수술법은 자궁암과 난소암을 수술로 암을 제거할 수 있게 되었다.

독일의 뮐러는 현미경을 통해 암을 직접 들여다 볼 수 있게 되었고, 암 진단을 위해 조직검사가 시행하게 되었고, 현미경을 통해 암을 초기에 진단하여 수술로 제거하게 되었다.

국제 암연구소 지정 1군 발암물질은 흡연으로 지정되었고, 술도 발암물질이고, 자외선 노출, 석면이 폐암을 유발한다고 말한다. 탄 음식을 암과 연관지어서 말하는 이유는 육류를 불에 태울 때 나오는 벤조피렌을 화학물질, 체내에 축척되는 성질 때문에 암을 일으키는 물질이다. 탄음식이 암을 유발하려면 하루에 대략 2톤 정도를 먹어야 음식을 섭취해야한다. 그러므로 탄음식을 지나치게 걱정할 필요는 없다.

인류는 암을 정복할 수 있는 세 번째 방법을 찾게되었고, 항암제의 발견인데, 암세포성장을 억제하는 획기적인 치료법이다. 단점은 정상세포까지 피해를 입힌다는 것이다. 항암제는 손발톱이 빠지는 부작용이 생겨났다.

1971년 미국 닉슨대통령이 암과의 전쟁을 선포했고, 당시 5년 이내 1976년 미국 건국 200주년까지 암이 정복될 것이라고 확신했다. 이 목표를 이루기 위해 16조원을 쏟아 부었다.

1964년 엡스타인 박사와 바 박사가 암을 일으키는 엡스타인 바이러스를 발견한다. 미국은 암의 원인은 바이러스이라고 생각했고, 바이러스를 죽이는 백신을 개발하려고 했지만 처참히 실패하게 되었다. 왜냐하면 바이러스에 의해 발병하는 전체 암의 5-10%에 불과했기 때문이다. 바이러스와 발암물질에 의해 발생하는 암으로 추려볼 수 있지만 아직도 우리는 암이 어떻게 발병하는지 정확히 설명하지 못하고 있다.

미국 닉슨대통령이 집중적으로 이루어진 연구는 새로운 항암제 개발에 단초를 제공하게 되고, 2단계 항암제를 개발하게 되었고, 2단계 항암제는 암세포만 정밀조준하여 암세포를 없애는 표적 항암제를 개발하게 되었고, 세계최초의 표적치료제는 2001년에 만든 글립이라는 신약이었다. 글립으로 단 한 번의 투약으로 만성골수성백혈병을 치료할 수 있었다. 인류의 엄청난 발견이었고, 글립으로 암과의 전쟁에서 이긴 것으로 확신했다. 그러나 곧 실망하게 된다. 글립은 100가지가 넘는 암 중에 단 한 가지만 치료하게 된다는 것을 깨닫게 되었다. 3년 후, 암 정복은 실패로 돌아가 버렸다.

　이후 인류는 표적항암제의 한계성을 극복하기 위해 또 다른 항암제를 개발한다. 3단계 항암제는 면역항암제이다. 우리 몸의 세포들 중 암세포를 공격할 수 있는 면역세포에 힘을 실어주어 암세포를 죽일 수 있도록 돕는 항암제이다. 쉽게 말하면 암세포와 싸우면 면역세포에 지원군을 투입하는 방법이다. 그런데 면역세포가 과도하게 활성화되면 몸 안에서 다른 합병증을 불러올 수 있다는 단점이 있다.

　그래서 현재, 인류는 4단계 항암제를 개발하기 위한 치열한 전투중이다. 그러나 아직까지 암을 완벽하게 완치할 수 있는 치료제를 찾지 못했다. 그 이유는 암세포는 진화하기 때문이다. 암세포는 무한한 돌연변이세포를 이루어져있다는 것이 치료를 어렵게 한다. 예를 들면 유방암환자 한명 한명이 모두 서로 다른 형태의 돌연변이세포를 가지고 있기 때문이다. 현재에도 아직까지 암 발생원인도 알 수 없고 암 치료법도 오리무중에 빠져있다.

한국 KBS TV,

2022년 10월 17

한국 KBS TV에서 방사선 치료로 4기 폐암 치료 길 "활짝"

'최근 생존율이 올라가고 있지만 여전히 우리나라 암 사망률 1위는 폐암입니다. 그런데 방사선 치료 기술이 발달하면서 이제는 4기 폐암 생존기간을 늘리고, 완치까지 노릴 수 있는 수준이 되었다고 합니다. 이 남성은 4년 전 폐암진단을 받고 치료를 받던 중 암세포가 부신에 전이되었고, 방사선 치료로 폐암 4기 5회 치료하여 4 센치 폐암 덩어리가 사라졌다.

고선량의 방사선을 주변장기 손상 없이 수술하듯이 종양만 확실하게 제거할 수 있는 기술이 발전했고, 전이 병변에도 수술처럼 확실한 효과를 볼 수 있는 치료가 가능해졌습니다. 방사선치료로 4기 폐암 생존기간이 평균 2년 늘었습니다. 방사선치료에 면역항암제 등이 어울어지면 4기 폐암도 완치가능성이 커집니다. 고

령이나 기저질환으로 인해 수술이 어려운 1기 폐암환자들도 수술대신 방사선치료로 완치가 가능합니다.

현재, 서양의학의 그런 암 치료법은 수명을 늘이는데 다소 효과를 보이지만 암 정복은 불가능하다.

현재에도 일부 의사들이 암예방백신을 개발하고 있다고 말한다. 이미 연구를 통해 바이러스에 의해 발병하는 암이 미미하기 때문에 암예방백신으로 암예방, 암퇴치, 암정복을 할 수 없다는 것이 밝혀진 상황이다.

2007년 6월 한국 KBS TV '뉴스의 눈'에서 암을 수술로 치료할 수 있는 길이 열렸으므로 더 이상 "암은 불치병이 아니다"라고 소개했다.

현대의학으로 암 조기진단이 불가능하고, 암의 원인조차 밝혀내지 못했고, 암 퇴치법과 암 예방법을 찾지 못했다. 암 예방이 불가능하여 암퇴치가 불가능한 현실에서 수술로 암을 제거했다고 해서 "암은 불치병이 아니다"라고 말하는 것은 과장된 광고에 불과하다. 그런 과장광고로 인해 현대의학에서 방사선치료, 항암치료, 신약으로 가장 과학적인 암치료법이라는 착각을 일으킬 수 있겠지만 그런 고정관념을 심어줌으로써 암 정복의 새로운 길을 찾는데 걸림돌이 되고 있다.

한의학 신문에서 유전자 전공한 마이클 비숍은 「서양의학적 방법으로 암 정복이 불가능하다」고 선언했다. 하지만 유전자치료법 역시 암 정복은 불가능하다. 인간게놈프로젝트를 통해 역시 암 퇴치를 위한 질병의 새로운 진단방법, 질병의 새로운 원인, 질병의 새로운 치료법을 정리하지 못했다. 암은 유전이 아니기 때문이다.

현대의학으로 감기퇴치, 비염퇴치, 폐렴퇴치, 결핵퇴치, 폐암퇴치 실패를 인정하고, 암 정복이 가능한 한국의 새로운 치료법에 관심을 가지고 재검증해 보아야만 할 것이다.

제 10 장

한국의
새로운 치료법으로
치료 가능한 질병

한국의 새로운 치료법으로

치료 가능한 질병을 소개한다.

■ 감기퇴치가
　가능함

　소아마비를 정상으로 되돌릴 수는 없다.
　시력상실을 정상으로 되돌릴 수는 없다.
　청력상실을 정상으로 되돌릴 수는 없다.
　그러나 예방할 수 있다.

　감기퇴치, 비염퇴치, 폐렴퇴치, 결핵퇴치, 폐암퇴치까지 가능하다.

■ 관절염 퇴치가
   가능함

　동양의학으로 관절염 퇴치를 성공하지 못했고, 서양의학은 목디스크, 어깨통증, 허리통증, 허리디스크, 무릎 관절염을 수술로 치료하고 있다.

　한국의 새로운 침술로 목디스크, 어깨통증, 허리통증과 허리디스크, 무릎관절염, 손가락 관절염, 손저림, 수전증, 통풍 등을 수술 없이, 흠집 하나 없이. 알약 한 알 없이, 퇴치할 수 있다.

■ 목통증
　치료하기

　36세 젊은 여성이 목의 통증으로 시달림을 받아왔다. 남편이 아내에게 마사지 해주었지만 손을 떼는 순간 목통증은 계속되었다. 동양의학의 침술과 추나요법 등으로 치료를 받아도 병원 현관문만 나서면 곧바로 통증이 몰려왔다. 서양의학의 물리치료로 치료를 받아도 통증은 지속되었으며 의사들은 그 여성에게 목 수술로 치료하도록 권유했다. 젊은 여성은 목 수술을 거절했다.

　내가 정리한 침술/ 메디컬 마사지/ 운동법/ 명상

법/으로 치료받는다면 알약 한 알 없이 치료가 가능하고, 목통증으로 약을 복용하거나 수술 받는 일을 없다.

■ 식도암 퇴치가
   가능함

 1991년 9월초에 68세 어머니께서 아침에 일어나자마자 갑자기 물 한모금도 미실 수 없을 정도로 목에 통증이 심했고, 음식을 거의 삼킬 수 없었고, 지속적으로 침이 흘러서 20초에 한 번씩 침을 뱉느라고 24시간동안 잠을 잘 수 없었다.

다음날 그 환자는 의사를 찾아갔지만 병명을 찾지 못했고, 병명을 찾기 위해 이 병원 저 병원을 찾아다니면서 의사들에게 진찰을 받아보았지만 병명을 찾지 못했고, 급기야 의사들은 스트레스에 의한 정신질환으로 진단하여 정신과병동에 입원시켰다.

일주일 후, 딸이 어머니를 면회하러 처음 정신과병동에 갔지만 간호사는 병원 규칙상 면회를 시킬 수 없다고 말했다. 그 딸은 집으로 돌아가려다가 다시 돌아가 두 번째 면회를 부탁해보았지만 거절당하고 다시 집으로 돌아가다가 다시 세 번째 병원으로 돌아가서 물을 거의 못 마시고 통증을 겪고 있을 어머니께 음료수나 전해주려고 딸이 간호사를 부르자, 그때서야 서둘러서 간호사는 딸을 불러서 면회를 허락

해주었다.

"빨리 오세요, 어머니께서 큰딸을 얼마나 기다리고 있는지 모릅니다."

그때서야 딸과 어머니는 면회를 할 수 있었다.

그 어머니는 딸을 보자마자 말했다.

"우리 딸이 엄마를 찾아서 면회를 올 때가 지났는데 왜 안 올까? 궁금해서 며칠 전부터 간호사에게 물어보니까 딸이 금방 면회하러 왔는데, 병원 규칙상 면회를 시켜줄 수 없어서 그냥 돌려보냈다고 하더라."

그 어머니는 말했다.

"그래서 내가 의사의 방문을 마구 두들기면서 소리쳤다.""죄인에게도 자식을 면회를 시켜주는데 왜 나를 가두어놓고 자식을 면회시켜주지 않느냐고 말했다. 세상에 이런 법이 어디 있느냐고 따져서 묻고 있는데 네가 왔구나! 몇날 며칠 동안 사람을 가두어놓고 이게 뭐하는 짓이냐?"

그 딸이 어머니를 만났을 때 정신과병동에서 목의 통증이 심해서 물조차 제대로 못 마시고 92 수치의 통증에 시달리느라 병원에서 나오는 음식도 먹지 못하는 어머니에게 독성이 강한 것으로 알려진 신경정신과 알약을 한주먹씩 하루에 세 번씩 일주일 동안 강제로 복용시키고 있었고, 혼자서 하루 종일 24시간 침을 뱉으면서 혼자서 잠도 못자고 있었다.

늙으신 어머니는 다른 병원으로 가서 의사에게 진

단을 받았지만 역시 스트레스에 의한 정신질환으로 진단 내렸고, 의사는 다시 정신과병동에 입원시키라고 말했다. 그 딸은 어머니가 목의 통증이 심한 상태에서 정신병원의 강제로 약을 복용해야하며, 강제로 운동을 시키는 엄한 규율을 이겨낼 수 없을 것이라고 판단하여 녹슨 쇠창살로 막혀있는 열악한 환경 속에 가두어두는 정신과병동에 입원시킬 수 없었다.

그 딸이 어머니를 정신과병동에 입원시키기를 거절했지만 의사는 정신병이 확실하다면서 계속 입원시키도록 강요했다. 급기야 아들들까지 모두 불러서 딸의 고집을 꺾어보려고 시도했지만 결국 딸의 고집으로 열악한 정신병동의 입원시키는 위험으로부터 벗어날 수 있었다.

11개월 만에 그 어머니는 결국 훌륭한 의사 덕분으로 식도암 환자임이 밝혀졌다.

　이 식도암 환자는 병명을 찾으려고 10개원동안 이 병원 저 병원을 다니는 동안 식도암이 커져서 기도까지 막혀버려 숨을 쉬지 못해서 기도절개수술을 받아야만 했다.

　그 어머니는 15개월 동안 죽는 순간까지 물 한 모금 마시지 못하고, 음식도 먹을 수 없었고, 복부절개수술까지 받아서 위를 절개하여 호수를 꽂아서 음식을 주사기로 주입하면서 목숨을 이어갔고, 92의 극심한 통증에 시달려야했고, 20-30초마다 한 번씩 침을 뱉느라고 잠을 자는 것이 불가능했고, 극심한 고통을 겪으면서 결국 식도암으로 숨을 거두고 말았다.

의사들이 병명을 찾는데 11개월이 흘렀고, 11개월 동안 92치수 통증으로 고통 속에서 생활했고, 수술 받았으나 4개월 후에 사망했다.

식도암은 동양의학의 침술과 한약으로 치료, 퇴치되지 않고 있다.
수술로 식도암을 치료한다면 목부위 훼손이 심해진다.

한국의 새로운 침술로 목에서 통증이 시작한지 7일 안으로 침술로 흠집하나 남기지 않고, 알약 한 알 없이 치료하여 식도암으로 사망하는 일은 없다. 한국의 새로운 침술로 식도암 퇴치까지 가능한 것을 강조한다.

■ 근근막통증증후군

 근근막통증증후군은 하루에도 몇 번씩 통증이 있을 때마다 쓰러지고, 아들을 안아줄 수 없으며, 산책하지 못하고, 일상적인 움직임조차도 불가능하며, 직업에 종사하는 것도 불가능하고, 평생 통증에 시달리면서 평생 약을 복용하면서 살아야한다.

 서양의학에서 수술로 치료할 경우 척추를 절개하여 척추에 받데리를 삽입하여 생활해야 하고, 평생 약을 복용하면서 직업을 가질 수도 없다.

 침술, 메디컬 마사지, 운동법, 명상법으로 치료받는

다면 척추를 절개하여 척추에 받데리를 넣지 않아도 치료되며, 알약 한 알 없이, 수술 없이, 흠집하나 없이, 완치할 수 있다. 과학적 검증은 3~ 6개월 정도 걸린다.

■ 복합부위통증증후군

하루에 몇 번씩 통증으로 온 몸을 떨면서 고통스러워하며, 환자의 몸에 약간만 스쳐도 통증으로 고통받는다. 한국의 새로운 침술로 치료 가능하다. 과학적 검증은 3~ 6개월 정도 걸린다.

■ 백혈병을
　골수이식수술 없이 치료함

　백혈병을 골수이식수술 없이 침술과 메디컬 마사지, 운동법, 명상법으로 치료가 가능하다. 건강을 정상으로 회복시켜 평생 약을 복용하는 일은 없다.

■ 비문증 치료

　선천성고도근시안 환자는 40세 이후 심한 운동, 머리 타박을 줄 경우 실명의 위험이 있다고 의사에게서 주의를 받았다.

그 선천성고도근시안 환자는 51세 때 망막의 가장자리가 떨어져 나가는 망막 박리가 발생하여 처음에 동전크기 만한 검은 점이 앞을 가리다가 점점 시간이 지나면서 건물크기 만한 큰 검은 점이 앞을 가려 맹인이 되는 증세, 비문증에 걸렸다. 이 비문증 환자는 한국에서 가장 유명한 병원에서 근무하는 의사를 찾아갔지만 현대의학으로 치료할 수 없으며, 수술로 치료할 수 없다고 진단받았다. 이 비문증 환자는 6개월 동안 주 1회 메디컬 마사지로 치료받은 후, 시력이 정상으로 회복되었다.

■ 시력상실

후천적으로 시력을 상실한 경우 침술, 메디컬 마사지, 운동법, 명상법으로 치료받는다면 맹인이 되는 일을 없다.

■ 인간의 성

조루증의 원인을 아는 의사는 약을 만들지 않는다.

참고문헌

뇌내혁명/ 하루야마 시게오/ 1999/ 사람과 책

인간은 왜 병에 걸리는가? R 네스 .G 윌리엄즈/ 1999 최재천 옮김/ 사이언스 북스

WHY질병/ 펴낸이 나성훈/ 2011년/ 예림당/ 어린이도서/ 감수 지제근 서울대학교 의과대학 명예교수)

감기를 알면
질병 없는
세상을 만든다

───────────

지은이 김 병섭
개정판 2025년 5월 24
펴낸이 김 선희
펴낸 곳 목동출판사
주소   인천시 남구 석정로 150번길
메일   sunnyibook@naver.com